高等中医药院校实验实训特色教材

# 中药药剂学实验

（供中药学、中药制药工程、中药资源与开发及相关专业用）

主　编　贾永艳

副主编　祝侠丽　关延彬

黄海英　田效志

中国中医药出版社

·北 京·

图书在版编目（CIP）数据

中药药剂学实验 / 贾永艳主编 . —北京：中国中医药出版社，2016.12（2021.3 重印）
高等中医药院校实验实训特色教材
ISBN 978 – 7 – 5132 – 3728 – 4

Ⅰ.①中… Ⅱ.①贾… Ⅲ.①中药制剂学—实验—中医药院校—
教材 Ⅳ.① R283 – 33

中国版本图书馆 CIP 数据核字（2016）第 260776 号

**中国中医药出版社出版**
北京经济技术开发区科创十三街 31 号院二区 8 号楼
邮政编码 100176
传真 010 64405721
河北纪元数字印刷有限公司印刷
各地新华书店经销

开本 787 × 1092 1/16 印张 7 字数 153 千字
2016 年 12 月第 1 版 2021 年 3 月第 6 次印刷
书号 ISBN 978 – 7 – 5132 – 3728 – 4

定价 30.00 元
网址 www.cptcm.com

**社长热线 010 64405720**
**购书热线 010 64065415 010 64065413**
**微信服务号 zgzyycbs**

**书店网址 csln.net/qksd/**
**官方微博 http：//e.weibo.com/cptcm**

**淘宝天猫网址 http：//zgzyycbs.tmall.com**

# 高等中医药院校实验实训特色教材

## 《中药药剂学实验》编委会

主　编　贾永艳

副主编　祝侠丽　关延彬
　　　　黄海英　田效志

编　委　（以姓氏笔画为序）
　　　　王　彬　王　磊　朱艳慧
　　　　刘改枝　李　民　李　杰
　　　　时　博　周　宁　韩德恩

# 前　言

　　中药药剂学是以中医药理论为指导，运用现代科学技术，研究中药药剂的配制理论、生产技术、质量控制与合理应用等内容的综合性应用技术科学。中药药剂学实验是中药药剂学教学的重要组成部分，是理论与实践相结合的重要环节。通过实验课学习不仅能验证、巩固和扩展课堂教学内容，还能训练基本操作技能，培养良好的实验作风。本教材每一实验项下均包括实验目的、实验原理、实验器材、实验内容、实验结果与讨论、思考题等内容。

　　随着药学、中药学的发展，许多药物制剂新技术、新剂型不断涌现，为体现实验教材的科学性、先进性、实践性、重现性，在征求任教老师意见的基础上，根据该课程实验教学大纲，选择确定实验内容，并与现行《中国药典》有关规定保持一致。全书共 20 个实验，涉及传统剂型、常用普通剂型、新剂型、新技术及制剂稳定性等相关内容，使学生通过实验对所学理论课内容进行验证、熟悉、掌握。培养学生动手能力、分析和解决问题能力及综合实践能力，为从事中药制剂相关工作奠定基础。

　　本书可供中药学、中药制药工程、中药资源与开发及相关专业使用，也可作为从事医院药学、制剂生产、药品研究等工作的专业技术人员的参考书。

　　限于水平，编写时间仓促，书中若有疏漏与不当之处，敬请读者提出宝贵意见和建议，以便再版时修订提高。

《中药药剂学实验》编委会

2016 年 10 月

# 目 录

# 中药药剂学实验须知 ▷▷▷▷

中药药剂学是以中医药理论为指导，运用现代科学技术，研究中药药剂的配制理论、生产技术、质量控制与合理应用等内容的综合性应用技术科学，既具有中医药特色，又能反映当代中药药剂学水平。中药药剂学属于药物应用与工艺学学科范畴，具有综合性强、应用性强、创新性强等特点。中药药剂学实验是中药药剂学教学的重要组成部分，是理论与实践相结合的重要环节。

为保证实验课顺利进行，并达到预期的目的，实验中必须做到以下六个方面。

**1. 预习实验内容**

实验课前认真预习相关实验内容，通过预习，明确实验目的、实验内容，明确处方中药物、辅料的种类、用途，实验注意事项，合理安排实验时间与顺序。

**2. 遵守实验纪律**

不迟到，不早退，不旷课，保持实验肃静，未经许可，不得擅自更改实验小组，不得将实验室原辅料、实验产品带离实验室。

**3. 重视制药卫生**

进入实验室必须穿整洁的白色工作服，不得穿着拖鞋，束起头发（长发者），不得将书包、水杯、食物等与实验无关物品带入实验室。实验前将工作台面擦拭干净，实验过程中注意台面、地面的整洁，各种废弃物投入指定位置。完成实验后，做好清场，整理台面，将容器、仪器清洁，摆放整齐，经带教教师同意后方可离开。值日生负责整理公用仪器、用具，清扫实验室，关好门、窗、水、电，在实验室使用记录本上签字，方可离开。

**4. 认真操作，杜绝差错事故**

量取药品、试剂时，要在称量前（拿取时）、称量时和称量后（放回时）进行三次核对。称量完毕应立即盖好瓶塞，放回原处。对剧毒药品更应仔细核对名称、剂量，并准确称取。实验中要严格控制实验条件，认真操作，保证成品质量。实验成品应标明名称、规格、配制人、配制时间，交带教教师验收。实验中遇到问题应独立思考，分析原因，解决问题。通过实验逐步养成整洁、细致、严谨、冷静、善于观察、善于思考、勤于动手的实验风格。

**5. 正确使用仪器，注意安全**

使用仪器前要认真学习操作说明，按操作规程正确操作，规范使用。大型设备应在教师指导下使用，不得擅自关停设备、更改设备工艺参数。各种仪器、用具使用时要注意轻拿、轻放，用完要清洁并放回规定位置。

**6. 认真书写实验报告**

实验报告是考查学生分析、总结实验资料能力和写作能力的重要方面，亦是评定实验成绩的重要依据。书写实验报告时应注明实验时间、地点、实验室温度与湿度、同组同学。每个实验报告内容应包括：

【处方分析】按《中国药典》的格式写出实验制剂的处方，并指出各组分的作用。

【制备工艺与操作】写出工艺流程，并标明各操作步骤及控制条件。

【实验结果】记录实验中观察到的现象，各产品的性状，质量检查的结果，填写相应的图、表等。

【讨论】阐述实验原理、实验中出现的问题及解决办法，对实验开设、准备等方面的建议等。

【思考题】结合实验内容，验证、巩固、扩展课堂教学内容，加深学生对相应章节理论课程的理解。

# 实验一　中药合剂（口服液）的制备 ▷▷▷▷

## 一、实验目的

1. 掌握中药合剂（口服液）的制备工艺流程及操作要点。
2. 熟悉中药合剂（口服液）的常规质量检查方法。
3. 了解液体药剂的灌装设备。

## 二、实验原理

合剂系指饮片用水或其他溶剂，采用适宜的方法提取制成的口服液体制剂（单剂量包装者又可称"口服液"）。合剂是在汤剂的基础上改进和发展起来的新剂型，既保持了汤剂综合浸出方药的多种成分以保证制剂的综合疗效，以及吸收快、奏效迅速的特点；又克服了汤剂诸多不便，便于携带、服用和贮存。合剂在生产中可根据需要加入适宜的附加剂，如防腐剂、矫味剂等，且所加入的附加剂应符合国家有关规定，不影响成品的稳定性，并应避免对检验产生干扰。必要时可加入适量的乙醇，合剂若需加入蔗糖，除另有规定外，含蔗糖量应不高于 20%（g/mL）。除另有规定外，合剂应澄清。在贮存期间不得有发霉、酸败、异物、变色、产生气体或其他变质现象，允许有少量摇之易散的沉淀。

合剂制备的一般工艺流程：浸提→精制→浓缩→分装→灭菌→成品。

### 1. 提取

根据饮片所含有效物质的理化性质进行浸提，一般采用煎煮法。若处方包含具有挥发性成分的饮片，可采用水蒸气蒸馏法提取挥发性成分，药渣再与其他药味一起煎煮。此外，亦可根据饮片中有效成分的特性，选用适宜浓度的乙醇或其他溶剂，采用渗漉法、回流法等方法浸提。

### 2. 精制

中药合剂多采用水提醇沉法处理，但该法耗醇量高，易造成醇不溶性成分丢失。此外，醇提水沉淀法、大孔树脂吸附法、超滤法、澄清剂法愈来愈受到重视，已在中药提取液的精制方面得到较多的研究和应用。

### 3. 浓缩

工业生产常用多效蒸发器减压浓缩。浓缩程度一般以每日服用量在 30 ～ 60mL 为宜。经醇沉纯化处理的合剂，应先回收乙醇，再浓缩，每日服用量控制在 20 ～ 40mL。在汤剂基础上制成的合剂，其浓缩程度原则上与每日服用剂量相等。

### 4. 配液

可根据需要加入适宜的矫味剂、防腐剂、pH调节剂及稳定剂等，如有挥发油或油水混合物可加入增溶剂。

### 5. 分装

可经粗滤、精滤后，灌装于无菌洁净干燥的容器中，或者按单剂量灌装于指形管或适宜容器中，密封。

### 6. 灭菌

采用煮沸灭菌法、流通蒸汽灭菌法或热压灭菌法。

## 三、实验器材

### 1. 实验仪器

电陶炉，电热套，渗滤筒，挥发油提取器，布氏漏斗，天平，pH计，韦氏比重秤等。

### 2. 实验材料

饮片，苯甲酸钠，吐温-80，蔗糖，乙醇，纯化水。

## 四、实验内容

### （一）玉屏风口服液

〔处方〕黄芪　　　　　　600g

　　　　防风　　　　　　200g

　　　　白术（炒）　　　200g

〔制法〕以上三味，将防风酌予碎断，提取挥发油，蒸馏后的水溶液另器收集；药渣及其余黄芪等二味加水煎煮两次，第一次1.5小时，第二次1小时，合并煎液，滤过，滤液浓缩至1000mL，加等量乙醇使沉淀，取上清液减压回收乙醇，加水搅匀，静置，取上清液滤过，滤液浓缩。取蔗糖400g制成糖浆，与上述浓缩液合并，再加入挥发油及蒸馏后的水溶液调整总量至1000mL，搅匀，滤过，灌装（10mL/支），灭菌，即得。

〔用途〕益气，固表，止汗。用于表虚不固，自汗恶风，面色㿠白，或体虚易感风邪者。口服。一次10mL，一日3次。每支装10mL。

### （二）四物合剂

〔处方〕当归　　　　　　250g

　　　　川芎　　　　　　250g

　　　　白芍　　　　　　250g

　　　　熟地黄　　　　　250g

〔制法〕以上四味，当归和川芎冷浸0.5小时，用水蒸气蒸馏，收集蒸馏液约

250mL，蒸馏后的水溶液另器保存，药渣与白芍、熟地黄加水煎煮三次，第一次 1 小时，第二、三次各 1.5 小时，合并煎液，滤过；滤液与上述水溶液合并，浓缩至相对密度为 1.18～1.22（65℃）的清膏，加入乙醇，使含醇量达 55%，静置 24 小时，滤过；回收乙醇，浓缩至相对密度为 1.26～1.30（60℃）的稠膏，加入上述蒸馏液、苯甲酸钠 3g 及蔗糖 35g，加水至 1000mL，滤过，灌封、灭菌，即得。

## （三）八正合剂

〔**处方**〕瞿麦　118g　　车前子（炒）118g　　萹蓄　118g
　　　　　大黄　118g　　滑石　118g　　　　川木通　118g
　　　　　栀子　118g　　甘草　118g　　　　灯心草　59g

〔**制法**〕以上九味，车前子用 25% 乙醇浸渍，收集浸渍液。大黄用 50% 乙醇作溶剂，浸渍 24 小时后进行渗漉，收集渗漉液，减压回收乙醇。其余瞿麦等七味加水煎煮三次，滤过，合并滤液，滤液浓缩至约 1300mL，与浸渍液、渗漉液合并，静置，滤过，滤液浓缩至近 1000mL，加入苯甲酸钠 3g，加水使成 1000mL，搅匀，灌封、灭菌，即得。

〔**用途**〕清热，利尿，通淋。用于湿热下注，小便短赤，淋沥涩痛，口燥咽干。口服。一次 15～20mL，一日 3 次，用时摇匀。

〔**注意事项**〕

1. 采用水蒸气蒸馏法提取处方中挥发油，注意所含挥发油的密度，选择相应的挥发油提取器。制剂中最终加入挥发油时，可加入适量表面活性剂增加挥发油的溶解度，保证合剂的澄明度。

2. 进行渗漉提取前应将饮片粉碎成粗粉，并注意填装渗漉筒时应均匀，控制适当流速。

3. 大黄具泄热通腑、利湿作用。其主要药效成分为蒽醌类衍生物，如大黄素、大黄酚、芦荟大黄素、大黄酸等，而游离的蒽醌类化合物通常可溶于丙酮、甲醇及乙醇，不溶于或难溶于水中；长时间加热亦可降低大黄的泄热利湿作用，因此，大黄用 50% 乙醇浸渍 24 小时后，用 5 倍量的 50% 乙醇，以 2mL/min 速度渗漉。

## （四）合剂（口服液）的质量检查

### 1. 性状

除另有规定外，合剂应澄清。在贮存期间不得有发霉、酸败、异物、变色、产生气体或其他变质现象，允许有少量摇之易散的沉淀。

### 2. 相对密度

除另有规定外，测定温度为 20℃。液体药剂的相对密度，一般用比重瓶进行测定；测定易挥发液体的相对密度时，可用韦氏比重秤进行测定。合剂（口服液）的相对密度照相对密度测定法（通则 0601）检查，应符合规定。

附通则 0601（相对密度的测定——韦氏比重秤法）：取 20℃时相对密度为 1 的韦氏

比重秤，用新煮沸过的冷水将所附玻璃圆筒装至八分满，置20℃（或各品种项下规定的温度）的水浴中，搅动玻璃圆筒内的水，调节温度至20℃（或各品种项下规定的温度），将悬于秤端的玻璃锤浸入圆筒内的水中，秤臂右端悬挂游码于1.0000处，调节秤臂左端平衡用的螺旋使平衡，然后将玻璃圆筒内的水倾去，拭干，装入供试液至相同的高度，并用同法调节温度后，再把拭干的玻璃锤浸入供试液中，调节秤臂上游码的数量与位置使平衡，读取数值，即得供试品的相对密度。

**3. pH**

照pH值测定法（通则0631）检查，应符合规定。

附通则0631（pH值测定法）：溶液的pH使用酸度计测定。水溶液的pH通常以玻璃电极为指示电极、饱和甘汞电极或银–氯化银电极为参比电极进行测定。酸度计应定期进行计量检定，并符合国家有关规定。测定前，应采用标准缓冲液校正仪器，也可用国家标准物质管理部门发放的标示pH准确至0.01pH单位的各种标准缓冲液校正仪器。

**4. 装量**

单剂量灌装的口服液，照装量检查法（通则0116）检查，应符合规定。多剂量灌装的合剂，照最低装量检查法（通则0942）检查，应符合规定。

## 五、实验结果与讨论

1. 各制剂的质量检查结果填入表1–1。

表1–1  合剂（口服液）质量检查结果

| 药品 | 性状 | 相对密度 | pH |
|---|---|---|---|
| 玉屏风口服液 | | | |
| 四物合剂 | | | |
| 八正合剂 | | | |

2. 讨论合剂（口服液）制备过程中的注意事项。

## 六、思考题

1. 合剂与口服液处方中含有的挥发油应该如何处理？
2. 合剂与口服液控制相对密度和pH有什么意义？
3. 口服液体制剂一般需要加入哪些附加剂？常用品种有哪些？
4. 如何解决合剂与口服液的沉淀问题？

# 实验二　糖浆剂的制备 ▷▷▷▷

## 一、实验目的

1. 掌握糖浆剂的制备方法。
2. 熟悉含糖量与相对密度的测定方法。

## 二、实验原理

糖浆剂系指含有原料药物的浓蔗糖水溶液。根据所含成分和用途的不同，可分为单糖浆、药用糖浆和芳香糖浆。单糖浆为蔗糖的近饱和水溶液，其浓度为85%（g/mL），单糖浆不含任何药物，除作为制备药用糖浆的原料外，还可作为矫味剂、助悬剂、黏合剂。药用糖浆为含药物或药材提取物的浓蔗糖水溶液，具有一定的治疗作用。芳香糖浆为含芳香性物质或果汁的浓蔗糖水溶液，主要用作液体药剂的矫味剂。

中药糖浆剂的制备工艺流程：物料准备→浸提→精制→滤过→灌装→质检→包装。

除另有规定外，糖浆剂含糖量应不低于45%（g/mL）。一般将饮片提取浓缩液或将药物用新煮沸过的水溶解后，加入单糖浆；如直接加入蔗糖配制，则需煮沸，滤过，并且自滤器上添加适量新煮沸过的水，使成处方规定量。糖浆剂中可加入山梨酸、苯甲酸、羟苯酯类等防腐剂。必要时亦可添加适量乙醇、甘油或其他多元醇。

## 三、实验器材

### 1. 实验仪器

电陶炉，电热套，挥发油提取器，烧杯，量筒，天平，不锈钢锅，渗漉筒，糖量计，韦氏比重计等。

### 2. 实验材料

饮片，蔗糖，苯甲酸钠，山梨酸，乙醇，蒸馏水等。

## 四、实验内容

### （一）单糖浆

〔处方〕蔗糖　　　　　42.5g

　　　　加水至　　　　50mL

〔制法〕取蒸馏水20mL煮沸，加入蔗糖搅拌溶解后，继续加热至沸，用多层纱布或脱脂棉趁热过滤，自滤器上添加适量蒸馏水，使其冷至室温时为 50mL，搅匀，即得。

〔**用途**〕本品含糖量为 85%（g/mL）或 65%（g/g），可用于制备其他含药糖浆，或作为口服液体制剂的矫味剂，也可作片剂、丸剂的黏合剂。

### （二）鼻渊糖浆

〔**处方**〕
苍耳子　　　　　1664g
辛夷　　　　　　312g
野菊花　　　　　104g
金银花　　　　　104g
茜草　　　　　　104g
加水至　　　　　1000mL

〔**制法**〕以上 5 味，取处方量的 1/10，辛夷和野菊花提取挥发油，蒸馏后的水溶液另器收集；苍耳子加水煎煮 2 次，每次 0.5 小时，合并煎液，滤过，滤液静置；金银花加水于 70℃～80℃温浸 2 次，每次 0.5 小时，合并浸提液，滤过，滤液静置；合并上述两种澄清药液和辛夷、野菊花的蒸馏水液，浓缩至适量；另取茜草粉碎成粗粉，按渗漉法制备，用 70% 乙醇作溶剂，浸渍 48 小时后，缓缓渗漉，待有效成分完全漉出，收集渗漉液，回收乙醇，浓缩至适量，静置，取上清液与上述浓缩液合并，静置，滤过，滤液浓缩至适量；加入蔗糖 60g、山梨酸 0.2g，煮沸溶解，滤过，放冷；加入上述辛夷和野菊花挥发油；加水至 100mL，搅拌均匀，即得。

〔**用途**〕祛风宣肺，清热解毒，通窍止痛。用于鼻塞鼻渊，通气不畅，流涕黄浊，嗅觉不灵，头痛，眉棱骨痛。

〔**注意事项**〕含有饮片提取物的糖浆，允许有少量轻摇易散的沉淀。辛夷、野菊花提取挥发油的密度小于 1。茜草渗漉时应注意渗漉速度。

### （三）小儿热速清糖浆

〔**处方**〕

| | | | | | |
|---|---|---|---|---|---|
| 柴胡 | 250g | 黄芩 | 125g | 葛根 | 125g |
| 水牛角 | 62.5g | 金银花 | 187.5g | 板蓝根 | 250g |
| 连翘 | 150g | 大黄 | 62.5g | | |

〔**制法**〕以上八味，柴胡、金银花、连翘提取挥发油，蒸馏后的水溶液另器收集；水牛角加水煎煮 3 小时后，再加蒸馏后的药渣与黄芩等四味煎煮两次，每次 1 小时，合并煎液，滤过，滤液与上述水溶液合并，减压浓缩至相对密度为 1.12～1.17（60℃）的清膏；加乙醇使含醇量达 65%，搅匀，静置 48 小时，取上清液回收乙醇，浓缩液加水适量，蔗糖 600g，苯甲酸钠 3g，煮沸使溶解，滤过，放冷，加入上述挥发油，搅匀，调整总量至 1000mL，搅匀即得。

〔**用途**〕清热解毒，泻火利咽。用于小儿外感风热所致的感冒，症见高热、头痛、咽喉肿痛、鼻塞流涕、咳嗽、大便干结。口服。周岁以内，一次 2.5～5mL；1～3 岁，一次 5～10mL；3～7 岁，一次 10～15mL；7～12 岁，一次 15～20mL；一日 3～4 次。

### （四）糖浆剂的质量检查

**1. 性状**

除另有规定外，糖浆剂应澄清。在贮存期间不得有发霉、酸败、产生气体或其他变质现象，允许有少量摇之易散的沉淀。

**2. 含糖量**

糖浆剂含蔗糖量应不低于 45%（g/mL）。

**3. 相对密度**

除另有规定外，测定温度为 20℃。液体药剂的相对密度一般用比重瓶进行测定；测定易挥发液体的相对密度时，可用韦氏比重秤进行测定。糖浆剂的相对密度照相对密度测定法（通则 0601）检查，应符合规定。

附通则 0601（相对密度的测定——韦氏比重秤法）：取 20℃时相对密度为 1 的韦氏比重秤，用新煮沸过的冷水将所附玻璃圆筒装至八分满，置 20℃（或各品种项下规定的温度）的水浴中，搅动玻璃圆筒内的水，调节温度至 20℃（或各品种项下规定的温度），将悬于秤端的玻璃锤浸入圆筒内的水中，秤臂右端悬挂游码于 1.0000 处，调节秤臂左端平衡用的螺旋使平衡，然后将玻璃圆筒内的水倾去，拭干，装入供试液至相同的高度，并用同法调节温度后，再把拭干的玻璃锤浸入供试液中，调节秤臂上游码的数量与位置使平衡，读取数值，即得供试品的相对密度。

**4. pH**

照 pH 值测定法（通则 0631）检查，应符合规定。

附通则 0631（pH 值测定法）：溶液的 pH 使用酸度计测定。水溶液的 pH 通常以玻璃电极为指示电极、饱和甘汞电极或银－氯化银电极为参比电极进行测定。酸度计应定期进行计量检定，并符合国家有关规定。测定前，应采用标准缓冲液校正仪器，也可用国家标准物质管理部门发放的标示 pH 准确至 0.01pH 单位的各种标准缓冲液校正仪器。

**5. 装量**

单剂量灌装的糖浆剂，照装量检查法（通则 0116）检查，应符合规定。多剂量灌装的糖浆剂，照最低装量检查法（通则 0942）检查，应符合规定。

## 五、实验结果与讨论

1. 各糖浆剂的质量检查结果填入表 2-1。

表 2-1　糖浆剂质量检查结果

| 药品 | 性状 | 含糖量 | 相对密度 | pH |
|------|------|--------|----------|-----|
| 单糖浆 | | | | |
| 鼻渊糖浆 | | | | |
| 小儿热速清糖浆 | | | | |

2.讨论糖浆剂制备过程中的注意事项。

## 六、思考题

1.煎膏剂、糖浆剂均为含糖制剂，二者有何区别？

2.糖浆剂的制备过程中应注意什么问题？为什么？

# 实验三　煎膏剂的制备　▷▷▷▷

## 一、实验目的

1. 掌握煎膏剂的制备方法。
2. 熟悉含糖量、相对密度的测定方法。

## 二、实验原理

煎膏剂系指中药饮片加水煎煮，去渣浓缩后，加炼蜜或糖（或转化糖）制成的稠厚状半流体制剂，俗称膏滋。具有浓度高、体积小、药物滋润等特点，是中医长期习惯用于治疗慢性病的一种浸出药剂。一般按规定的方法煎煮，滤过，滤液浓缩至规定的相对密度，即得清膏，需加入药粉，除另有规定外，一般应加入细粉。除另有规定外，加炼蜜或糖（或转化糖）的量，一般不超过清膏量的 3 倍。煎膏剂应无焦臭、异味，无糖的结晶析出。制备工艺如下。

### 1. 煎煮

饮片一般以煎煮法浸提。饮片加水煎煮 2 ～ 3 次，每次 2 ～ 3 小时，合并煎液，静置澄清，吸取上清液，滤过，备用。若为新鲜果类，则宜洗净后压榨取汁，果渣加水煎煮，煎液与果汁合并备用。也可用适宜浓度的乙醇为溶剂浸提饮片中的有效成分，浸提液回收乙醇后备用。

### 2. 浓缩

将浸提液浓缩至规定的相对密度，即得清膏。

### 3. 炼糖或炼蜜

煎膏剂中的蔗糖和蜂蜜必须炼制后加入，其目的在于去除杂质，杀灭微生物，减少水分，防止煎膏剂产生"返砂"（煎膏剂贮藏一定时间后析出糖的结晶）现象。炼糖的方法是：取蔗糖，加入糖量一半的水及 0.1% 的酒石酸，加热溶解保持微沸，至糖液呈金黄色，转化率达 40% ～ 50%。

### 4. 收膏

清膏中加入规定量的炼糖或炼蜜，不断搅拌，继续加热熬炼至规定的标准即可。收膏时随着药液稠度的增加，加热温度可相应降低。收膏时的相对密度一般在 1.40 左右。

### 5. 分装与贮藏

煎膏剂应分装在洁净干燥灭菌的大口容器中，待充分冷却后加盖密闭，以免水蒸气冷凝后流回膏滋表面，久贮后表面易产生霉败现象。煎膏剂应贮藏于阴凉干燥处，服用时取用器具亦须干燥洁净。

## 三、实验器材

### 1. 实验仪器
电陶炉，搪瓷盘，烧杯，渗漉筒，比重瓶等。

### 2. 实验材料
饮片，红糖，蜂蜜，苯甲酸钠。

## 四、实验内容

### （一）益母草膏

〔**处方**〕益母草　　　　50g

　　　　　红糖　　　　　15g

〔**制法**〕将益母草置于烧杯中，加水高于饮片 3 ~ 4cm，煎煮两次，每次 0.5 小时，合并煎液，滤过，浓缩至相对密度 1.21 ~ 1.25（80 ~ 85℃）的清膏。称取红糖，加糖量 1/2 的水及 0.1% 的酒石酸，直火加热熬炼，不断搅拌至呈金黄色时，加入上述清膏，继续浓缩至规定的相对密度，即得。

〔**用途**〕活血调经。用于血瘀所致的月经不调、产后恶露不绝，症见月经量少、淋沥不净、产后出血时间过长；产后子宫复旧不全见上述证候者。口服，一次 10g，一日 1 ~ 2 次。孕妇禁用。

### （二）益肺清化膏

〔**处方**〕黄芪　　250g　　　　党参　　　　　125g　　　　北沙参　100g

　　　　　麦冬　　75g　　　　　仙鹤草　　　　125g　　　　拳参　　100g

　　　　　败酱草　83g　　　　　白花蛇舌草　　167g　　　　川贝母　75g

　　　　　紫菀　　75g　　　　　桔梗　　　　　75g　　　　　苦杏仁　100g

　　　　　甘草　　50g

〔**制法**〕以上十三味，党参、败酱草、白花蛇舌草、桔梗、川贝母用乙醇回流提取 1.5 小时，滤过，药渣备用，滤液回收乙醇并浓缩至相对密度为 1.35 ~ 1.40（60℃）的稠膏；其余苦杏仁等味及上述药渣，加水煎煮两次，第一次 1.5 小时，第二次 1 小时，合并煎液，滤过，滤液浓缩至相对密度为 1.28 ~ 1.32（60℃）的稠膏，将上述两种稠膏合并，混匀。每 100g 稠膏加炼蜜 20g，加入制成总量 0.3% 的苯甲酸钠，加热，充分搅匀，即得。

〔**用途**〕益气养阴，清热解毒，化痰止咳。用于气阴两虚所致的气短、乏力、咳嗽、咯血、胸痛；晚期肺癌见上述证候者的辅助治疗。

〔**注意事项**〕返砂与煎膏剂所含总糖量和转化糖有关。总糖量控制在 85% 以下，转化率控制在 40% ~ 50%。

## （三）川贝雪梨膏

〔**处方**〕梨清膏　　　 400g

　　　川贝母　　　 50g

　　　麦冬　　　　 100g

　　　百合　　　　 50g

　　　款冬花　　　 25g

〔**制法**〕以上五味，梨清膏系取鲜梨，洗净，压榨取汁，梨渣加水煎煮 2 小时，滤过，滤液与上述梨汁合并，静置 24 小时，取上清液，浓缩成相对密度为 1.30（90℃）而成。川贝母粉碎成粗粉，用 70% 乙醇作溶剂，浸渍 48 小时后进行渗漉，收集渗漉液，回收乙醇，备用；药渣与其余麦冬等三味加水煎煮两次，第一次 4 小时，第二次 3 小时，合并煎液，滤过，滤液静置 12 小时，取上清液，浓缩至适量；加入上述川贝母渗漉液及梨清膏，浓缩至相对密度为 1.30（90℃）的清膏。每 100g 清膏加入用蔗糖 400g 制成的转化糖，混匀，浓缩至规定的相对密度，即得。

〔**用途**〕润肺止咳，生津利咽。用于阴虚肺热，咳嗽，喘促，口燥咽干。口服，一次 15g，一日 2 次。

## （四）煎膏剂的质量检查

**1. 相对密度**

除另有规定外，取供试品适量，精密称定，加水约 2 倍，精密称定，混匀，作为供试品溶液。照相对密度测定法（通则 0601）测定，按公式计算，应符合各品种项下的有关规定。凡加饮片细粉的煎膏剂，不检查相对密度。

**2. 不溶物检查**

取供试品 5g，加热水 200mL，搅拌使溶化，放置 3 分钟后观察，不得有焦屑等异物（微量细小纤维、颗粒不在此限）。加饮片细粉的煎膏剂，应在未加入细粉前检查，符合规定后方可加入细粉。加入药粉后不再检查不溶物。

**3. 装量**

照最低装量检查法（通则 0942）检查，应符合规定。

## 五、实验结果与讨论

1.各煎膏剂的质量检查结果填入表 3-1。

表 3-1　煎膏剂质量检查结果

| 药品 | 性状 | 相对密度 | 不溶物 |
|---|---|---|---|
| 益母草膏 | | | |
| 益肺清化膏 | | | |
| 川贝雪梨膏 | | | |

2.如何防止煎膏出现"反砂"现象?

## 六、思考题

1.煎膏剂的制备过程应注意哪些问题?
2.按传统法收膏的标识有哪些?

# 实验四　酒剂、酊剂的制备 ▷▷▷▷

## 一、实验目的

1. 掌握酒剂、酊剂的制备方法。
2. 熟悉酒剂、酊剂的质量检查项目及方法。
3. 了解含醇量的测定方法。

## 二、实验原理

　　酒剂系指饮片用蒸馏酒提取制成的澄清液体制剂。酒剂多供内服，也可外用，必要时加糖或蜂蜜矫味和着色。酒剂为传统剂型，历史悠久，某些用于治疗风寒湿痹、温肾助阳、祛风活血、散瘀止痛的方剂，多制成酒剂应用。酒剂制备简便，剂量较小，服用方便，且不易霉变，易于保存。但儿童、孕妇、心脏病及高血压患者不宜服用。酒剂生产中所用的蒸馏酒应符合国家关于蒸馏酒质量标准的规定，内服药酒应以谷类酒为原料。酒剂应澄清，但在贮藏期间允许有少量轻摇易散的沉淀。酒剂可用浸渍法、渗漉法或其他适宜方法制备。

　　酊剂系指饮片用规定浓度的乙醇提取或溶解而制成的澄清液体制剂，也可用流浸膏稀释制成。酊剂多供内服，少数外用。酊剂使用方便，不易霉变。酊剂应为澄清液体且有一定的乙醇量和药物浓度。久贮后如产生沉淀，先测定乙醇含量并调整至规定浓度，在乙醇量和有效成分含量符合规定的情况下，可滤过除去沉淀。除另有规定外，含有毒性药的酊剂，每100mL应相当于原饮片10g；其他酊剂，每100mL相当于原饮片20g。酊剂的制备方法因原料性质不同而异，多用渗漉法，亦可用浸渍法、溶解法或稀释法。

## 三、实验器材

**1. 实验仪器**

粉碎机，渗漉筒，烧杯，玻璃棒等。

**2. 实验材料**

饮片，纯化水，乙醇，黄酒，白酒等。

## 四、实验内容

### （一）十滴水

〔**处方**〕樟脑　　25g　　　　　干姜　　25g　　　　　大黄　　20g

小茴香　10g　　　　肉桂　10g　　　　辣椒　5g

桉油　　12.5mL

〔**制法**〕以上七味，除樟脑和桉油外，其余干姜等五味粉碎成粗粉，混匀，用70%乙醇作溶剂，浸渍24小时后进行渗漉，收集渗漉液约750mL，加入樟脑和桉油，搅拌使完全溶解，再继续收集渗漉液至1000mL，搅匀，即得。

〔**用途**〕健胃，祛暑。用于因中暑而引起的恶心、腹痛、胃肠不适。口服，一次2～5mL；儿童酌减；孕妇忌服。驾驶员和高空作业者慎用。

## （二）三两半药酒

〔**处方**〕
当归　　　　　　100g

炙黄芪　　　　　100g

牛膝　　　　　　100g

防风　　　　　　50g

〔**制法**〕以上四味，粉碎成粗颗粒，用白酒2400mL与黄酒8000mL的混合液作溶剂，浸渍48小时后，缓缓渗漉，收集渗漉液，加入蔗糖840g，搅拌使溶解后静置，滤过，即得。

〔**用途**〕益气活血，祛风通络。用于气血不和、感受风湿所致的痹病，症见四肢疼痛、筋脉拘挛。口服，一次30～60mL，一日3次。高血压患者慎服；孕妇忌服。

〔**注意事项**〕注意粉碎的粒度和渗漉的速度。

## （三）酒剂、酊剂的质量检查

### 1. 总固体量

含糖、蜂蜜的酒剂按照第一法检查，不含糖、蜂蜜的酒剂照第二法检查，应符合规定。

第一法：精密量取供试品上清液50mL，置蒸发皿中，水浴上蒸至稠膏状，除另有规定外，加无水乙醇搅拌提取4次，每次10mL，滤过，合并滤液，置已干燥至恒重的蒸发皿中，蒸至近干，精密加入硅藻土1g（经105℃干燥3小时、移置干燥器中冷却30分钟），搅匀，在105℃干燥3小时，移置干燥器中，冷却30分钟，迅速精密称定重量，扣除加入的硅藻土量，遗留残渣应符合规定。

第二法：精密量取供试品上清液50mL，置已干燥至恒重的蒸发皿中，水浴上蒸干，在105℃干燥3小时，移置干燥器中，冷却30分钟，迅速精密称定重量，遗留残渣应符合规定。

### 2. 甲醇量

照甲醇量检查法（通则0871）检查，应符合规定。

### 3. 乙醇量

照乙醇量测定法（通则0711）测定，应符合各品种项下的规定。

### 4. 装量

照最低装量检查法（通则 0942）检查，应符合规定。

## 五、实验结果与讨论

1. 各制剂的质量检查结果填入表 4–1。

表 4–1　酒剂、酊剂质量检查结果

| 药品 | 性状 | 总固体量 | 甲醇量 | 乙醇量 |
|---|---|---|---|---|
| 十滴水 | | | | |
| 三两半药酒 | | | | |

2. 酒剂与酊剂的区别与联系是什么？

## 六、思考题

1. 哪些浸出制剂需做含醇量检查？控制酒剂、酊剂含醇量有何意义？
2. 以渗漉法浸提药材有效成分时，操作要点有哪些？
3. 结合实验谈谈应从哪几个方面控制浸出制剂的质量？

## 实验五  液体制剂的制备 ▷▷▷▷

### 一、实验目的

1. 掌握液体制剂的制备方法及操作关键。
2. 熟悉溶液剂、乳剂、混悬剂的质量控制项目及检查方法。

### 二、实验原理

液体制剂系指药物分散在适宜的分散介质中制成的可供内服或外用的液体形态的制剂。溶液型液体制剂分为低分子溶液剂和高分子溶液剂。高分子溶液剂系指高分子化合物溶解于溶剂中制成的均相液体制剂，以水为溶剂时，称为胶浆剂；以非水溶剂制备时，称为非水性高分子溶液剂。高分子溶液剂配制过程基本上同低分子溶液剂，但将药物溶解时，宜采用分次撒布在水面或将药物黏附在已润湿的器壁上，使之迅速地自然膨胀，称为有限溶胀，进而溶解称为胶溶。

溶液剂的制备方法一般有溶解法、稀释法和化学反应法。溶解法一般的制备工艺为：药物的称量→溶解→过滤→质量检查→包装等，即取处方总量 1/2 ～ 3/4 量的溶剂，加入称好的药物，搅拌使溶解，过滤，在自滤器上添加溶剂至全量，质检，分装。处方中如有助溶剂、增溶剂、稳定剂、pH 调节剂、防腐剂等，应以适量溶剂溶解，再加入药物；热稳定性药物可加热促进溶解；挥发性或不耐热的药物应在 40℃以下加入。

两种互不相溶的液体经乳化而形成的非均匀分散体系称为乳剂（也称乳浊液），被分散的液体称为分散相、内相或不连续相，一般直径在 0.1 ～ 100μm；包在液滴外面的液相称为分散介质、外相或连续相。乳剂可分成水包油（O/W）型或油包水（W/O）型，判别乳剂类型常采用稀释法和染色镜检法。

乳浊液是一种动力学及热力学不稳定的分散体系，故处方中除分散相和连续相外，还加入乳化剂，并且一般需在一定的机械力作用下进行分散。常用的乳化剂有各种表面活性剂、阿拉伯胶、西黄耆胶等。一般系根据混合乳化剂的 HLB 值和油乳化所需 HLB 值来选择乳化剂。小量制备乳剂时，可采用在乳钵中研磨或瓶内振摇等方法；但大量生产乳剂时，采用搅拌机、乳匀机和胶体磨。

混悬液为不溶性固体药物微粒分散在液体分散介质中形成的非均相体系，可供内服、局部外用和注射。为保证剂量准确，分散相应均匀分散，但因重力作用，混悬液中微粒在静置时会发生沉降。微粒沉降速度符合斯托克斯定律，即微粒沉降速度与粒径、密度差、黏度有关。所以将药物适当粉碎以减小微粒粒径及加入助悬剂增加分散介质的黏度等，能显著降低微粒沉降速度，增加混悬液的稳定性。

混悬剂的稳定剂一般分为三类：①助悬剂；②润湿剂；③絮凝剂与反絮凝剂。助悬剂可增加分散介质的黏度，故能降低颗粒沉降速度，制成稳定的混悬剂；但用量不宜过大，否则将影响制品的倾倒，还会增加不良味道在口中滞留的时间。润湿剂通常是一些表面活性剂，如吐温-80等，其能降低固相与液相的界面张力，促进药物的润湿与分散；但用量宜适当，否则使颗粒下沉结块，不易摇匀。絮凝剂是一类能中和微粒电荷，降低微粒Zeta电位至一定程度，使微粒发生絮凝的电解质。由于絮凝物振摇后易再分散，克服了某些混悬颗粒沉淀后形成紧密的饼块，难以再分散的困难。反絮凝剂则能增加微粒Zeta电位，使微粒间斥力增加，降低絮凝度。混悬剂的制备方法有分散法和凝聚法。

混悬剂的质量要求：①粒子应细腻，分散均匀，不结块；②沉降应缓慢，或颗粒沉降后一经振摇易再分散，便于准确量取剂量。

### 三、实验器材

**1. 实验仪器**

玻璃棒，量筒，具塞量筒，烧杯，具塞锥形瓶，研钵，天平等。

**2. 实验材料**

碘，碘化钾，乙醇，薄荷油，沉降硫，硫酸锌，樟脑，尼泊金乙酯，液状石蜡，阿拉伯胶，西黄蓍胶，氢氧化钙，花生油，滑石粉，乙醇，甘油等。

### 四、实验内容

#### （一）碘酊溶液

〔处方〕碘　　　　　2.0g
　　　　碘化钾　　　1.5g
　　　　乙醇　　　　50.0mL
　　　　蒸馏水　　　加至100mL

〔制法〕取碘化钾置烧杯中，加适量蒸馏水，搅拌使溶解，加入碘及乙醇，搅拌溶解后，再加蒸馏水至全量，即得。

〔用途〕本品为外用消毒杀菌剂，用于皮肤感染和消毒。

〔注意事项〕碘在水中的溶解度为1:2950，碘化钾作为助溶剂可与碘生成易溶于水的络合物，同时使碘稳定不易挥发，并减少其刺激性。制备碘酊溶液时应注意加入次序：先将碘化钾溶解于水后再投入难溶性碘，搅拌均匀后再加入乙醇，充分搅拌使之溶解完全。常温下碘能升华成蒸气挥散，不宜久置于空气中；碘溶液为氧化剂，应贮存于密闭玻璃瓶内，不得与木塞、橡皮塞及金属塞接触，试验所得样品应统一回收。

#### （二）薄荷水

〔处方〕薄荷油　　　　2.0mL

　　蒸馏水　　　　　　加至 1000mL

〔**制法**〕实验取处方量的 1/10，加精制滑石粉 1.5g，研匀，量取蒸馏水 95mL，少量多次，加入研钵中，每次研匀，并留下少量备用。将上述混合液移入具塞锥形瓶中，用留下的蒸馏水将研钵中的滑石粉洗入锥形瓶中，加塞剧烈振摇 10 分钟。用润湿的滤纸反复滤过，直至澄明，在自滤器上添加蒸馏水至 100mL，即得。

〔**用途**〕本品为芳香矫味与祛风药，用于胃肠胀气或作溶剂。

〔**注意事项**〕分散溶解法是制备芳香水剂最方便的方法。薄荷油的饱和水溶液约为 0.05%（mL/mL），处方用量为溶解量的 4 倍，配制时不能完全溶解。滑石粉为分散剂应与薄荷油充分研匀，以利加速溶解过程；所用的精制滑石粉不宜过细，以免成品难以滤清。

### （三）复方硫黄洗剂的制备

〔**处方**〕沉降硫　　　　3g
　　　　硫酸锌　　　　3g
　　　　樟脑醑　　　　25.0mL
　　　　甘油　　　　　10.0mL
　　　　蒸馏水　　　　加至 100mL

〔**制法**〕取沉降硫置乳钵中，按处方分别加入甘油、聚山梨酯 80，加硫酸锌水溶液（3g 溶于 25mL 水中）研成糊状，加入樟脑醑，研至混悬状，转移至具塞量筒中，加入蒸馏水至全量，振摇，放置，观察 1 ～ 3 号处方复方硫黄洗剂的沉降速度，记录沉降物体积，计算沉降容积比，比较不同稳定剂的作用。

　　根据实验结果选择适宜的稳定剂，拟定处方、配制方法，制成稳定的复方硫黄洗剂（表 5-1）。

**表 5-1　复方硫黄洗剂处方组成**

| 处方号 | 沉降硫（g） | 硫酸锌（g） | 樟脑醑（mL） | 甘油（mL） | 聚山梨酯 80（g） | 蒸馏水加至（mL） |
| --- | --- | --- | --- | --- | --- | --- |
| 1 | 3 | 3 | 25.0 | 10 | - | 100 |
| 2 | 3 | 3 | 25.0 | | 0.3 | 100 |
| 3 | 3 | 3 | 25.0 | 10 | 0.3 | 100 |

〔**用途**〕本品具有保护皮肤与抑制皮脂分泌的作用。

〔**注意事项**〕

1. 取沉降硫置乳钵中加甘油研匀，缓缓加入硫酸锌水溶液，研匀，然后缓缓加入樟脑醑，边加边研，最后加适量纯化水至全量，研匀即得。

2. 硫有升华硫、精制硫和沉降硫三种，以沉降硫的颗粒最细，为减慢沉降速度，选用沉降硫。硫为典型的疏水性药物，不被水润湿但能被甘油润湿，故先加入甘油作润湿剂使之充分分散，便于与其他药物混悬均匀。若加入适量高分子化合物如羧甲基纤维素钠增加分散介质的黏度起助悬作用，制剂会更稳定些。

### （四）液状石蜡乳

〔**处方**〕

| | |
|---|---|
| 液状石蜡 | 12mL |
| 阿拉伯胶 | 4g |
| 西黄蓍胶 | 0.5g |
| 5%尼泊金乙酯醇溶液 | 0.1mL |
| 香精 | 适量 |
| 蒸馏水 | 加至 30mL |

〔**制法**〕（干胶法）将阿拉伯胶与西黄蓍胶粉置干燥乳钵中，加入液状石蜡，稍加研磨，使胶粉分散后，加水 8mL，不断研磨至发生噼啪声，形成浓厚的乳状液，即成初乳。再加水 5mL 研磨后，加入尼泊金乙酯醇溶液和香精，研匀，即得。

〔**用途**〕本品为轻泻剂。用于治疗便秘，特别适用于高血压、动脉瘤、疝气及手术后便秘的患者，可以减轻排便用力的痛苦。

〔**注意事项**〕干胶法制备初乳时，取油的量器应为内壁干燥的乳钵，否则胶会黏结成团，不易混匀，乳剂中出现肉眼可见的大油滴。油相与胶粉（乳化剂）充分研匀后，按油：水：胶为 3：2：1 的比例一次加水，迅速沿同一方向旋转研磨，直至稠厚的乳白色初乳生成（有劈裂声）。其间不能改变研磨方向，也不宜停止研磨。

### （五）石灰乳搽剂

〔**处方**〕

| | |
|---|---|
| 氢氧化钙溶液 | 10mL |
| 花生油 | 10mL |

〔**制法**〕（新生皂法）取氢氧化钙溶液与花生油置具塞锥形瓶中，加盖振摇至乳剂生成。

〔**用途**〕收敛，消炎。用于治疗烫伤。

〔**注意事项**〕采用新生皂法制备搽剂，制备过程中需要充分振摇使皂化完全。

## 五、实验结果与讨论

1.各实验结果填入表 5-2，表 5-3。

表 5-2　液体制剂质量检查结果

| 药品 | 碘酊溶液 | 薄荷水 | 液状石蜡乳 | 石灰乳搽剂 | 复方硫黄洗剂 |
|---|---|---|---|---|---|
| 性状 | | | | | |
| 类型 | | | | | |
| 沉降容积比 | | | | | |

表 5-3　复方硫黄洗剂的处方筛选结果

| 处方号 | 沉降容积比 |
| --- | --- |
| 1 | |
| 2 | |
| 3 | |

2. 复方硫黄洗剂处方中甘油有何作用？若用羧甲基纤维素钠或新洁尔灭替代甘油，各起什么作用？

## 六、思考题

1. 碘化钾在碘酊处方中起何作用？
2. 影响乳剂稳定性的因素有哪些？
3. 石灰搽剂的乳化剂是什么？属于何种类型的乳剂？
4. 如何判断乳剂的类型？
5. 混悬剂的稳定性与哪些因素有关？
6. 亲水性药物与疏水性药物在制备混悬液时有什么不同？

# 实验六　注射剂的制备 ▷▷▷▷

## 一、实验目的

1. 掌握注射剂的制备工艺过程及其操作注意事项。
2. 熟悉注射剂常规质量要求及其检查方法。

## 二、实验原理

注射剂系指原料药物或适宜的辅料制成的供注入体内的无菌制剂。可分为注射液、注射用无菌粉末与注射用浓溶液。注射液系指原料药物或与适宜的辅料制成的供注入体内的无菌液体制剂，包括溶液型、乳浊液型、混悬型等注射液。可用于皮下注射、皮内注射、肌内注射、静脉注射、静脉滴注、鞘内注射、椎管内注射等。溶液型注射液应澄清；除另有规定外，混悬型注射液中原料药物粒径应控制在 15μm 以下，含 15 ~ 20μm（间有个别 20 ~ 50μm）者，不应超过 10%，若有可见沉淀，振摇时应容易分散均匀。混悬型注射液不得用于静脉注射或椎管内注射；乳浊液型注射液，不得有相分离现象，不得用于椎管注射；静脉用乳浊液型注射液中 90% 的乳滴粒径应在 1μm 以下，不得有大于 5μm 的乳滴。除另有规定外，输液应尽可能与血液等渗。

中药注射剂处方组分可以是有效成分、有效部位或饮片，目前仍以后者为多。为确保和提高质量，注射剂的原料、辅料必须符合国家药品标准中有关规定。水醇法是中药注射剂提取纯化的常用方法之一，根据有效成分既溶于水又溶于乙醇的性质，采用水提取、乙醇沉淀，以达到除去杂质、保留有效成分的目的。中药注射剂一般不宜制成混悬型注射剂。注射用无菌粉末系指原料药物或与适宜辅料制成的供临用前用无菌溶液配制成注射液的无菌粉末或无菌块状物，一般采用无菌分装或冷冻干燥法制得。可用适宜的注射用溶剂配制后注射，也可用静脉输液配制后静脉滴注。注射用浓溶液系指原料药物与适宜的辅料制成的供临用前稀释后静脉滴注用的无菌浓溶液。

注射剂的制备工艺流程为：原辅料和容器的前处理→称量→配制→过滤→灌封→灭菌→质量检查→印字包装→成品。中药注射剂的制备工艺流程为：原料、辅料的准备→药料的提取、精制→配液→滤过→灌注→熔封→灭菌→质量检查→印字包装→成品。注射剂应无菌、无热原，可见异物、渗透压、pH 等应符合要求，并具有必要的物理和化学稳定性。

### 三、实验器材

**1. 实验仪器**

烧杯，量筒，天平，$G_4$ 垂熔玻璃漏斗，安瓿（2mL），灌装器，熔封器等。

**2. 实验材料**

维生素 C，丹参，连翘，金银花，黄芩，碳酸氢钠，亚硫酸氢钠，二氧化碳钢瓶，注射用水等。

### 四、实验内容

#### （一）维生素 C 注射剂

〔**处方**〕
| | |
|---|---|
| 维生素 C | 5g |
| 亚硫酸氢钠 | 0.2g |
| 碳酸氢钠 | 2.33g |
| EDTA–2Na | 0.005g |
| 注射用水 | 100mL |

〔**制法**〕

1. 配液：取注射用水 80mL，加入维生素 C 溶解，再依次加入碳酸氢钠、亚硫酸氢钠、EDTA–2Na 溶解，加注射用水至 100mL，测定 pH 值（5.8 ～ 6.2），备用。

2. 过滤：取上述溶液，用 $G_4$ 垂熔玻璃漏斗滤过。

3. 灌封：在无菌室内，用灌注器灌装，每支 2mL，以双火焰拦腰封口。

4. 灭菌：煮沸灭菌，100℃，15 分钟。

5. 检漏：将安瓿趁热转至亚甲蓝溶液中，检漏，剔除漏气安瓿。

6. 灯检：剔除有白点、色点、纤维、玻璃屑及其他异物安瓿。

7. 印字。

8. 包装。

〔**用途**〕用于防治坏血病，促进胶原蛋白和骨胶原的合成，改善脂肪和类脂，特别是胆固醇的代谢，预防心血管疾病。

〔**注意事项**〕用碳酸氢钠调节注射液的 pH 时，应注意缓慢加入，防止液滴飞溅。注射剂灌装后应尽快熔封或严封。接触空气易变质的原料药物，在灌装过程中应排出容器内的空气，可填充二氧化碳或氮等气体，立即熔封或严封。

#### （二）丹参注射剂

〔**处方**〕
| | |
|---|---|
| 丹参 | 2000g |
| 亚硫酸氢钠 | 3g |
| 注射用水 | 加至 1000mL |

〔制法〕

1. 提取：取处方量的 1/10。丹参饮片 200g，加水浸泡 30 分钟，煎煮两次，第一次加 8 倍量水煎煮 40 分钟，第二次加 5 倍量水煎煮 30 分钟，用双层纱布分别滤过，合并滤液，浓缩至约 100mL（每毫升相当于原药材 2g）。

2. 纯化：

（1）醇处理　于浓缩液中加乙醇使含醇量达 75%，静置冷藏 40 小时以上，双层滤纸抽滤，滤液回收乙醇，并浓缩至约 20mL，再加乙醇使含醇量达 85%，静置冷藏 40 小时以上，同法滤过，滤液回收乙醇，浓缩至约 15mL。

（2）水处理　取上述浓缩液加 10 倍量蒸馏水，搅匀，冷藏 24 小时，双层滤纸抽滤，滤液浓缩至约 100mL，放冷，再用同法滤过 1 次，用 20%NaOH 调 pH 值 6.8～7.0。

（3）活性炭处理　上液中加入 0.2% 活性炭，煮沸 20 分钟，稍冷后抽滤。

3. 配液：

（1）方法一　取上述滤液，加入亚硫酸氢钠 0.3g，溶解后，加注射用水至 100mL，经粗滤，再用 $G_4$ 垂熔漏斗抽滤。

（2）方法二　取上述滤液，加入亚硫酸氢钠 0.3g，加入氯化钠 0.4g、聚山梨酯 80 0.5mL，搅拌溶解，用 $G_4$ 垂熔玻璃漏斗滤过至澄明。

4. 灌封：在无菌室内，用手工灌注器灌装，每支 2mL，封口。

5. 灭菌：100℃，30 分钟灭菌，即得。

6. 检漏：剔除漏气安瓿。

7. 灯检：剔除有白点、色点、纤维、玻璃屑及其他异物安瓿。

8. 印字。

9. 包装。

〔用途〕活血化瘀，通脉养心。用于冠心病胸闷，心绞痛。肌内注射，一次 2～4mL，一日 1～2 次；静脉注射，一次 4mL（用 50% 葡萄糖注射液 20mL 稀释后使用），一日 1～2 次；静脉滴注，一次 10～20mL（用 5% 葡萄糖注射液 100～500mL 稀释后使用），一日 1 次。或遵医嘱。

## （三）注射用双黄连（冻干）

〔处方〕连翘　　　　5000g

金银花　　　2500g

黄芩　　　　2500g

共制成 1000 瓶

〔制法〕以上三味，黄芩加水煎煮两次，每次 1 小时，滤过，合并滤液，用 2mol/L 盐酸调节 pH 值至 1.0～2.0，在 80℃ 保温 30 分钟，静置 12 小时，滤过；沉淀加 8 倍量水，搅拌，用 10% 氢氧化钠溶液调节 pH 值至 7.0，加入等量乙醇，搅拌，使沉淀溶解，滤过，滤液用 2mol/L 盐酸调节 pH 值至 2.0，在 60℃ 保温 30 分钟，静置 12 小时，滤过，沉淀用乙醇洗至 pH 值 4.0，加 10 倍量水，搅拌，用 10% 氢氧化钠溶液调节 pH 值至 7.0，每 1000mL 溶液加入 5% 活性炭，充分搅拌，在 50℃ 保温 30 分钟，加入等量乙醇，搅拌均匀，滤过，滤液用 2mol/L 盐酸调节 pH 值至 2.0，在 60℃ 保温 30 分钟，静置 12 小时，滤过，沉淀用少量乙醇洗涤，于 60℃ 以下干燥，备用。

金银花、连翘分别用水温浸 30 分钟后煎煮两次，每次 1 小时，滤过，合并滤液，浓缩至相对密度为 1.20 ～ 1.25（70℃），冷却至 40℃，缓缓加入乙醇使含醇量达 75%，充分搅拌，静置 12 小时以上，滤取上清液，回收乙醇至无醇味，加入 4 倍量水，静置 12 小时以上，滤取上清液，浓缩至相对密度 1.10 ～ 1.12（70℃），冷却至 40℃，加乙醇使含醇量达 85%，静置 12 小时以上，滤取上清液，回收乙醇至无醇味，备用。

取黄芩提取物，加入适量的水，加热，用 10% 氢氧化钠溶液调节 pH 值至 7.0 使溶解，加入上述金银花提取物和连翘提取物，加水至 1000mL，加入活性炭 5g，调节 pH 值至 7.0，加热至沸并保持微沸 15 分钟，冷却，滤过，加注射用水至 1000mL，灭菌，冷藏，滤过，浓缩，冷冻干燥，制成粉末，分装；或取黄芩提取物，加入适量的水，加热，用 10% 氢氧化钠溶液调节 pH 值至 7.0 使溶解，加入上述金银花提取物和连翘提取物及适量的注射用水，每 1000mL 溶液加入 5g 活性炭，调节 pH 值至 7.0，加热至煮沸并保持微沸 15 分钟，冷却，滤过，灭菌，滤过，灌装，冷冻干燥，压盖，即得。

〔**用途**〕清热解毒，疏风解表。用于外感风寒所致的发热、咳嗽、咽痛；上呼吸道感染、轻型肺炎、扁桃体炎见上述证候者。静脉滴注。每次每千克体重 60mg，一日 1 次；或遵医嘱。临用前，先以适量灭菌注射用水充分溶解，再用氯化钠注射液或 5% 葡萄糖注射液 500mL 稀释。

〔**注意事项**〕制备注射用冻干制剂时，分装后应及时冷冻干燥。冻干后残留水分应符合相关品种的要求。

### （四）注射剂的质量检查

#### 1. 装量

注射液及注射用浓溶液照注射剂装量测定法检查，应符合规定。检查法照通则 0102 进行。

附通则 0102（装量检查法）：供试品标示装量不大于 2mL 者，取供试品 5 支（瓶）；2mL 以上至 50mL 者，取供试品 3 支（瓶）。开启时注意避免损失，将内容物分别用相应体积的干燥注射器及注射针头抽尽，然后缓慢连续地注入经标化的量入式量筒内（量筒的大小应使待测体积至少占其额定体积的 40%，不排尽针头中的液体），在室温下检视。测定油溶液、乳状液或混悬液时，应先加温（如有必要）摇匀，再用干燥注射器及注射针头抽尽后，同前法操作，放冷（加温时），检视。每支（瓶）的装量均不得少于其标示量。

生物制品多剂量供试品：取供试品 1 支（瓶），按标示的剂量数和每剂的装量，分别用注射器抽出，按上述步骤测定单次剂量，应不低于标示量。

标示装量为 50mL 以上的注射液及注射用浓溶液照最低装量检查法（通则 0942）

检查，应符合规定。

也可采用重量除以相对密度计算装量。准确量取供试品，精密称定，求出每 1mL 供试品的重量（即供试品的相对密度）；精密称定用干燥注射器及注射针头抽出或直接缓慢倾出供试品内容物的重量，再除以供试品相对密度，得出相应的装量。

预装式注射器和弹筒式装置的供试品：标示装量不大于 2mL 者，取供试品 5 支（瓶）；2mL 以上至 50mL 者，取供试品 3 支（瓶）。供试品与所配注射器、针头或活塞装配后，将供试品缓慢连续注入容器（不排尽针头中的液体），按单剂量供试品要求进行装量检查，应不低于标示量。

**2. 装量差异**

照装量差异检查法（通则 0102）检查，每支注射液的装量均不得少于其标示量。

附通则 0102：除另有规定外，注射用无菌粉末照下述方法检查，应符合规定。检查法：取供试品 5 瓶（支），除去标签、铝盖，容器外壁用乙醇擦净，干燥，开启时注意避免玻璃屑等异物落入容器中，分别迅速精密称定；容器为玻璃瓶的注射用无菌粉末，首先小心开启内塞，使容器内外气压平衡，盖紧后精密称定。然后倾出内容物，容器用水或乙醇洗净，在适宜条件下干燥后，再分别精密称定每一容器的重量，求出每瓶（支）的装量与平均装量。每瓶（支）装量与平均装量相比较（如有标示装量，则与标示装量相比较），应符合下列规定，如有 1 瓶（支）不符合规定，应另取 10 瓶（支）复试，应符合规定。

凡规定检查含量均匀度的注射用无菌粉末，一般不再进行装量差异检查。

**表 6–1  注射剂装量差异限度**

| 标示装量 | 装量差异限度 |
| --- | --- |
| 0.05g 或 0.05g 以下 | ±15% |
| 0.05g 以上至 0.15g | ±10% |
| 0.15g 以上至 0.50g | ±7% |
| 0.50g 以上 | ±5% |

**3. pH**

维生素 C 注射剂，pH 值 5.0 ～ 7.0（通则 0631）。取注射用双黄连粉针剂，加水制成每 1mL 含 25mg 的溶液，依法（通则 0631）测定，应为 5.7 ～ 6.7。

**4. 可见异物**

除另有规定外，照可见异物检查法（通则 0904），应符合规定。

附通则 0904（灯检法）：

检查人员条件：远距离和近距离视力测验，均应为 4.9 及以上（矫正后视力应为 5.0 及以上）；应无色盲。

按以下各类供试品的要求，取规定量供试品，除去容器标签，擦净容器外壁，必要时将药液转移至洁净透明的适宜容器内，将供试品置遮光板边缘处，在明视距离（指供试品至人眼的清晰观测距离，通常为 25cm），手持容器颈部，轻轻旋转和翻转容器（但应避免产生气泡），使药液中可能存在的可见异物悬浮，分别在黑色和白色背景下目视检查，重复观察，总检查时限为20秒。供试品装量每支（瓶）在10mL及10mL以下的，每次检查可手持2支（瓶）。50mL或50mL以上大容量注射液，按直、横、倒三步法旋转检视。供试品溶液中有大量气泡产生影响观察时，需静置足够时间至气泡消失后检查。

用无色透明容器包装的无色供试品溶液，检查时被观察供试品所在处的光照度应为1000～1500lx；用透明塑料容器包装、棕色透明容器包装的供试品或有色供试品溶液，光照度应为2000～3000lx；混悬型供试品或乳状液，光照度应增加至约4000lx。

注射液除另有规定外，取供试品20支（瓶），按上述方法检查。

注射用无菌制剂除另有规定外，取供试品5支（瓶），用适宜的溶剂和适当的方法使药粉完全溶解后，按上述方法检查。配带有专用溶剂的注射用无菌制剂，应先将专用溶剂按注射液要求检查并符合注射液的规定后，再用其溶解注射用无菌制剂。如经真空处理的供试品，必要时应用适当的方法破其真空，以便于药物溶解。低温冷藏的品种，应先将其放至室温，再进行溶解和检查。

注射用无菌制剂及无菌原料药所选用的适宜溶剂应无可见异物。如为水溶性药物，一般使用不溶性微粒检查用水（通则0903）进行溶解制备；如使用其他溶剂，则应在各品种正文中明确规定。溶剂量应确保药物溶解完全并便于观察。注射用无菌制剂及无菌原料药溶解所用的适当方法应与其制剂使用说明书中注明的临床使用前处理方式相同。除振摇外，如需其他辅助条件，则应在各品种正文中明确规定。

结果判定：

供试品中不得检出金属屑、玻璃屑、长度超过2mm的纤维、最大粒径超过2mm的块状物及静置一定时间后轻轻旋转时肉眼可见的烟雾状微粒沉积物、无法计数的微粒群或摇不散的沉淀，以及在规定时间内较难计数的蛋白质絮状物等明显可见异物。

供试品中如检出点状物、2mm以下的短纤维和块状物等微细可见异物，生化药品或生物制品若检出半透明的小于1mm的细小蛋白质絮状物或蛋白质颗粒等微细可见异物，除另有规定外，应分别符合下列各表中的规定。

表6-2 非生物制品注射液结果判定

| 类别 | 微细可见异物限度 | |
| --- | --- | --- |
| | 初试20支（瓶） | 初、复试40支（瓶） |
| 静脉用 | 如1支（瓶）检出，复试<br>如2支（瓶）或以上，不符合规定 | 超过1支（瓶）检出，不符合规定 |
| 非静脉用 | 如1～2支（瓶）检出，复试<br>如2支（瓶）或以上，不符合规定 | 超过2支（瓶）检出，不符合规定 |

既可静脉用也可非静脉用的注射液，以及脑池内、硬膜外、椎管内用的注射液应执行静脉用注射液的标准，混悬液与乳状液仅对明显可见异物进行检查。

注射用无菌制剂5支（瓶）检查的供试品中如检出微细可见异物，每支（瓶）中检出微细可见异物的数量应符合规定；如有 1 支（瓶）超出下表中限度规定，另取 10 支（瓶）同法复试，均应不超出表 6-3 中限度规定。

**表 6-3 注射用无菌制剂结果判定**

| 类别 | | 每支（瓶）中微细可见异物限度 |
|---|---|---|
| 生物制品 | 复溶体积 50mL 及以下 | ≤ 3 个 |
| | 复溶体积 50mL 以上 | ≤ 5 个 |
| 非生物制品 | 冻干 | ≤ 3 个 |
| | 非冻干 | ≤ 5 个 |

**5. 不溶性微粒**

除另有规定外，用于静脉注射、静脉滴注、鞘内注射、椎管内注射的溶液型的注射液、注射用无菌粉末及注射用浓溶液照不溶性微粒检查法（通则 0903）检查，应符合规定。

附通则 0903（光阻法）：

（1）标示装量为 25mL 或 25mL 以上的静脉用注射液或注射用浓溶液除另有规定外，取供试品至少 4 个，分别按下法测定：用水将容器外壁洗净，小心翻转 20 次，使溶液混合均匀，立即小心开启容器，先倒出部分供试品溶液冲洗开启口及取样杯，再将供试品溶液倒入取样杯中，静置 2 分钟或适当时间脱气泡，置于取样器上（或将供试品容器直接置于取样器上）。开启搅拌，使溶液混匀（避免气泡产生），每个供试品依法测定至少 3 次，每次取样应不少于 5mL，记录数据，弃第一次测定数据，取后续测定数据的平均值作为测定结果。

（2）标示装量为 25mL 以下的静脉用注射液或注射用浓溶液除另有规定外，分别按下法测定：用水将容器外壁洗净，小心翻转 20 次，使溶液混合均匀，静置 2 分钟或适当时间脱气泡，小心开启容器，直接将供试品容器置于取样器上，开启搅拌或以手缓缓转动，使溶液混匀（避免产生气泡），由仪器直接抽取适量溶液（以不吸入气泡为限），测定并记录数据，弃第一次测定数据，取后续测定数据的平均值作为测定结果。

（1）（2）项下的注射用浓溶液如黏度太大，不便直接测定时，可经适当稀释，依法测定。

也可采用适宜的方法，在洁净工作台小心合并至少 4 个供试品的内容物（使总体积不少于 25mL），置于取样杯中，静置 2 分钟或适当时间脱气泡，置于取样器上。开启搅拌，使溶液混匀（避免气泡产生），依法测定至少 4 次，每次取样应不少于 5mL。弃第一次测定数据，取后续 3 次测定数据的平均值作为测定结果，根据取样体积与每个容器的标示装置体积，计算每个容器所含的微粒数。

（3）静脉注射用无菌粉末除另有规定外，取供试品至少 4 个，分别按下法测定：用水将容器外壁洗净，小心开启瓶盖，精密加入适量微粒检查用水（或适宜的溶剂），小心盖上瓶盖，缓缓振摇使内容物溶解，静置 2 分钟或适当时间脱气泡，小心开启容器，直接将供试品容器置于取样器上，开启搅拌或以手缓缓转动，使溶液混匀（避免气泡产生），由仪器直接抽取适量溶液（以不吸入气泡为限），测定并记录数据；弃第一次测定数据，取后续测定数据的平均值作为测定结果。

也可采用适宜的方法，取至少 4 个供试品，在洁净工作台上用水将容器外壁洗净，小心开启瓶盖，分别精密加入适量微粒检查用水（或适宜的溶剂），缓缓振摇使内容物溶解，小心合并容器中的溶液（使总体积不少于 25mL），置于取样杯中，静置 2 分钟或适当时间脱气泡，置于取样器上。开启搅拌，使溶液混匀（避免气泡产生），依法测定至少 4 次，每次取样应不少于 5mL，弃第一次测定数据，取后续测定数据的平均值作为测定结果。

（4）供注射用无菌原料药按各品种项下规定，取供试品适量（相当于单个制剂的最大规格量份），分别置取样杯或适宜的容器中，照上述（3）法，自"精密加入适量微粒检查用水（或适宜的溶剂），缓缓振摇使内容物溶解"起，依法操作，测定并记录数据，弃第一次测定数据，取后续测定数据的平均值作为测定结果。

结果判定：

（1）标示装量为 100mL 或 100mL 以上的静脉用注射液除另有规定外，每 1mL 中含 10μm 及 10μm 以上的微粒数不得过 25 粒，含 25μm 及 25μm 以上的微粒数不得过 3 粒。

（2）标示装量为 100mL 以下的静脉用注射液、静脉注射用无菌粉末、注射用浓溶液及供注射用无菌原料药除另有规定外，每个供试品容器（份）中含 10μm 及 10μm 以上的微粒数不得过 6000 粒，含 25μm 及 25μm 以上的微粒数不得过 600 粒。

**6. 无菌**

照无菌检查法（通则 1101）检查，应符合规定。

## 五、实验结果与讨论

1. 注射剂的质量检查结果填入表 6-4。

表 6-4　注射剂质量检查结果

| 药品 | 性状 | 装量 | pH | 可见异物 |
|---|---|---|---|---|
| 维生素 C 注射剂 | | | | |
| 丹参注射剂 | | | | |
| 注射用双黄连（冻干） | | | | |

2. 讨论注射剂制备过程中的注意事项。

## 六、思考题

1. 影响药物氧化的因素有哪些？如何防止？
2. 调节维生素 C 注射液的 pH 时，应注意什么问题？为什么？
3. 制备中药注射剂的常用方法有哪些？分别有哪些操作关键？
4. 简要说明本实验注射液制备中，各步操作的目的及操作注意事项。
5. 中药注射液的类型有哪些？其特点和发展前景如何？

# 实验七 散剂的制备 ▷▷▷▷

## 一、实验目的

1. 掌握散剂的制备方法及等量递增法（配研法）混合方法。
2. 熟悉散剂的常规质量检查方法。

## 二、实验原理

散剂可分为口服散剂和局部用散剂。口服散剂一般溶于或分散于水、稀释液或者其他液体中服用，也可直接用水送服。局部用散剂可供皮肤、口腔、咽喉、腔道等处应用；专供治疗、预防和润滑皮肤的散剂也可称为撒布剂或撒粉。

散剂在生产与贮藏期间应符合下列有关规定：供制散剂的原料药物均应粉碎。除另有规定外，口服用散剂为细粉，儿科用和局部用散剂应为最细粉；散剂应干燥、疏松、混合均匀、色泽一致；制备含有毒性药、贵重药或药物剂量小的散剂时，应采用配研法混匀并过筛；散剂可单剂量包（分）装，多剂量包装者应附分剂量的用具；含有毒性药的口服散剂应单剂量包装。

散剂中可含或不含辅料。口服散剂需要时亦可加矫味剂、芳香剂、着色剂等。除另有规定外，散剂应密闭贮存，含挥发性原料药物或易吸潮原料药物的散剂应密封贮存。生物制品应采用防潮材料包装。为防止胃酸对生物制品散剂中活性成分的破坏，散剂稀释剂中可调配中和胃酸的成分。散剂用于烧伤治疗如为非无菌制剂的，应在标签上标明"非无菌制剂"；产品说明书中应注明"本品为非无菌制剂"，同时在适应证下应明确"用于程度较轻的烧伤（Ⅰ°或浅Ⅱ°）"。

散剂的制备工艺流程通常为：粉碎→过筛→混合→分剂量→质量检查→包装。制法较为简便，但混合操作是制备散剂的关键。目前常用的混合方法有搅拌混合、过筛混合、研磨混合等。若药物比例相差悬殊，应采用等量递增法（配研法）混合。散剂一般采取密封包装与密闭贮藏，避免贮藏过程中吸潮、变质。

## 三、实验器材

**1. 实验仪器**

研钵，天平，搪瓷盘，药匙，药筛，称量纸等。

**2. 实验材料**

硫酸阿托品，乳糖，胭脂红，薄荷脑，樟脑，麝香草酚，氧化锌，水杨酸，升华硫，淀粉，硼酸，滑石粉，薄荷油，冰片，硼砂，朱砂，玄明粉，甘草，石膏（煅），红粉。

## 四、实验内容

### （一）硫酸阿托品倍散

〔**处方**〕硫酸阿托品　　　　　　0.25g

胭脂红乳糖（1.0%）　　0.25g

乳糖　　　　　　　　　24.5g

〔**制法**〕研磨乳糖使研钵饱和后倾出，将硫酸阿托品与胭脂红乳糖置研钵中研匀，再以等量递增法逐渐加入乳糖，研匀，待色泽一致后，分装，0.1g/ 包。

胭脂红乳糖的制法：取胭脂红 0.1g，置研钵中加入 90% 乙醇 1～2mL，研磨使溶，再按等量递增法加入乳糖 9.9g，研匀，50～60℃干燥，过筛即得。

〔**用途**〕本品为抗胆碱药，常用于胃肠痉挛疼痛等。口服，疼痛时一次一包（相当于硫酸阿托品 0.001g）。

〔**注意事项**〕本品以胭脂红为着色剂，以保证散剂的均匀性和不同稀释度散剂间及原药的区别。

### （二）痱子粉

〔**处方**〕薄荷脑　0.6g　　　　樟脑　　0.6g　　　　麝香草酚　0.6g

氧化锌　6.0g　　　　水杨酸　1.4g　　　　升华硫　　4.0g

淀粉　　10.0g　　　　硼酸　　8.5g　　　　薄荷油　　0.6mL

滑石粉加至100g

〔**制法**〕取薄荷脑、樟脑、麝香草酚研磨形成低共熔物，与薄荷油研匀。另将水杨酸、硼酸、氧化锌、升华硫、淀粉分别研细混合，用混合细粉吸收低共熔物，最后按等量递增法加入滑石粉研匀，使成 100g，过七号筛（120 目），即得。

〔**用途**〕本品对皮肤有吸湿、止痒及收敛作用。用于汗疹、痱子等。外用，撒布患处，一日 1～2 次。

〔**注意事项**〕因薄荷脑、樟脑和麝香草酚可形成低共熔混合物，故使之先低共熔，再与其他粉末混匀。制备过程中需采用等量递增法（配研法），以利于药物细粉混合均匀。

### （三）冰硼散

〔**处方**〕冰片　　　　　　1g

硼砂（炒）　　　10g

朱砂　　　　　　1.2g

玄明粉　　　　　10g

〔**制法**〕以上四味，朱砂水飞或粉碎成极细粉，其他各药粉碎，过六号筛。先将朱砂与玄明粉配研均匀，再与硼砂研磨混合均匀，过筛，加入冰片研匀，过筛即得。

〔**用途**〕清热解毒，消肿止痛。用于咽喉肿痛，牙龈肿痛，口舌生疮。吹敷患处。

〔**注意事项**〕

1. 玄明粉为芒硝经精制后，风化失去结晶水而得。具有清热解毒，泄热通便等功效。主要用于治疗痈疽肿毒，咽肿口疮等疾病。

2. 冰片即龙脑，外用能消肿止痛。冰片系挥发性药物，在散剂制备时最后加入，同时密闭贮存以防成分损失。

### （四）益元散

〔**处方**〕滑石粉　　　　30g
　　　　甘草　　　　　5g
　　　　朱砂　　　　　1.5g

〔**制法**〕

1. 粉碎：朱砂水飞成极细粉，滑石、甘草粉碎成细粉。

2. 分别称取处方中各药，先取少量滑石粉置乳钵中研磨，以饱和乳钵的表面能，倾出。取朱砂至研钵中，加入滑石粉，按"配研法"混合均匀，倾出。取甘草至研钵中，与上述朱砂与滑石粉的混合粉按"配研法"混合均匀，即得。

〔**用途**〕消暑利湿。用于感受暑湿，身热心烦，口渴喜饮，小便赤短。

〔**注意事项**〕方中朱砂质重色深，量小有毒，而滑石粉色浅、量大，宜采用倍增套色法混合。朱砂、甘草、滑石粉三药的混合次序非常重要，正规操作应是：首先用少量滑石粉饱和乳钵表面，以朱砂打底，再与滑石粉配研，混合均匀后，再将甘草与上两味药的混合细粉配均匀，以防"咬色"。

### （五）九一散

〔**处方**〕石膏（煅）　　　90g
　　　　红粉　　　　　　10g

〔**制法**〕以上两味，石膏粉碎成极细粉，红粉水飞成极细粉。先取少量石膏，置乳钵中研磨，以饱和乳钵的表面能，倾出。取红粉至研钵中，加入石膏按"配研法"将二者混合均匀，即得。

〔**用途**〕提脓，拔毒，去腐，生肌。用于疮疡痈疽溃后，流腐未尽，或已渐生新肉的疮口。

### （六）散剂的质量检查

**1. 粒度**

除另有规定外，化学药局部用散剂和用于烧伤或严重创伤的中药局部用散剂及儿科用散剂，照下述方法检查，应符合规定。检查法：除另有规定外，取供试品10g，精密称定，照粒度和粒度分布测定法（通则 0982）测定。化学药散剂通过七号筛（中药通过六号筛）的粉末重量，不得少于 95%。

附通则 0982（单筛分法）：称取各品种项下规定的供试品，置规定号的药筛中（筛下配有密合的接收容器），筛上加盖。按水平方向旋转振摇至少 3 分钟，并不时在垂直方向轻叩筛。取筛下的颗粒及粉末，称定重量，计算其所占比例（%）。

**2. 外观均匀度**

取供试品适量，置光滑纸上，平铺约 5cm²，将其表面压平，在明亮处观察，应色泽均匀，无花纹与色斑。

**3. 水分**

中药散剂照水分测定法（通则 0832）测定，除另有规定外，不得过 9.0%。

附通则 0832（水分测定法）：

第二法（烘干法）：取供试品 2 ～ 5g，平铺于干燥至恒重的扁形称量瓶中，厚度不超过 5mm，疏松供试品不超过 10mm，精密称定，开启瓶盖在 100 ～ 105℃干燥 5 小时，将瓶盖盖好，移置干燥器中，放冷 30 分钟，精密称定，再在上述温度干燥 1 小时，放冷，称重，至连续两次称重的差异不超过 5mg 为止。根据减失的重量，计算供试品中含水量（%）。本法适用于不含或少含挥发性成分的药品。

第四法（甲苯法）：取供试品适量（相当于含水量 1 ～ 4mL），精密称定，置甲苯法仪器装置 A 瓶中，加甲苯约 200mL，必要时加入干燥、洁净的无釉小瓷片数片或玻璃珠数粒，连接仪器，自冷凝管顶端加入甲苯至充满甲苯法仪器装置 B 管的狭细部分。将 A 瓶置电热套中或用其他适宜方法缓缓加热，待甲苯开始沸腾时，调节温度，使每秒馏出 2 滴。待水分完全馏出，即测定管刻度部分的水量不再增加时，将冷凝管内部先用甲苯冲洗，再用饱蘸甲苯的长刷或其他适宜方法，将管壁上附着的甲苯推下，继续蒸馏 5 分钟，放冷至室温，拆卸装置，如有水黏附在 B 管的管壁上，可用蘸甲苯的铜丝推下，放置，使水分与甲苯完全分离（可加亚甲蓝粉末少量，使水染成蓝色，以便分离观察）。检读水量，并计算成供试品的含水量（%）。

**4. 干燥失重**

化学药和生物制品散剂，除另有规定外，取供试品，照干燥失重测定法（通则 0831）测定，在 105℃干燥至恒重，减失重量不得过 2.0%。

附通则 0831（干燥失重测定法）：取供试品，混合均匀（如为较大的结晶，应先迅速捣碎使成 2mm 以下的小粒），取约 1g 或各品种项下规定的重量，置于供试品相同条件下干燥至恒重的扁形称量瓶中，精密称定，除另有规定外，在 105℃干燥至恒重。由减失的重量和取样量计算供试品的干燥失重。供试品干燥时，应平铺在扁形称量瓶中，厚度不可超过 5mm，如为疏松物质，厚度不可超过 10mm。放入烘箱或干燥器进行干燥时，应将瓶盖取下，置称量瓶旁，或将瓶盖半开进行干燥；取出时，须将称量瓶盖好。置烘箱内干燥的供试品，应在干燥后取出置干燥器中放冷，然后称定重量。供试品如未达规定的干燥温度即融化时，除另有规定外，应先将供试品在低于熔化温度 5 ～ 10℃的温度下干燥至大部分水分除去后，再按规定条件干燥。生物制品应先将供试品于较低的温度下干燥至大部分水分除去后，再按规定条件干燥。当用减压干燥器（通常为室温）或恒温减压干燥器（温度应按各品种项下的规定设置；生物制品除另有规定外，温度为 60℃）时，除另有规定外，压力应在 2.67kPa（20mmHg）以下。干燥器中常用的干燥剂为五氧化二磷、无水氯化钙或硅胶；恒温减压干燥器中常用的干燥剂为五氧化二磷。应及时更换干燥剂，使其保持在有效状态。

**5. 装量差异**

单剂量包装的散剂，照下述方法检查，应符合规定。检查法除另有规定外，取供试品 10 袋（瓶），分别精密称定每袋（瓶）内容物的重量，求出内容物的装量与平均装量。每袋（瓶）装量与平均装量相比较 [凡有标示装量的散剂，每袋（瓶）装量应与标示装量相比较 ]，按表中的规定，超出装量差异限度的散剂不得多于 2 袋（瓶），并不得有 1 袋（瓶）超出装量差异限度的 1 倍。

表 7-1 单剂量包装散剂的装量差异限度

| 标示装量 | 装量差异限度 |
| --- | --- |
| 0.1g 或 0.1g 以下 | ±15% |
| 0.1g 以上至 0.5g | ±10% |
| 0.5g 以上至 1.5g | ±8% |
| 1.5g 以上至 6.0g | ±7% |
| 6.0g 以上 | ±5% |

凡规定检查含量均匀度的化学药和生物制品散剂，一般不再进行装量差异的检查。

**6. 装量**

除另有规定外，多剂量包装的散剂，照最低装量检查法（通则 0942）检查，应符合规定。

附通则 0942（最低装量检查法——重量法）：适用于标示装量以重量计的制剂。除另有规定外，取供试品 5 个（50g 以上者 3 个），除去外盖和标签，容器外壁用适宜的方法清洁并干燥，分别精密称定重量，除去内容物，容器用适宜的溶剂洗净并干燥，再分别精密称定空容器的重量，求出每个容器内容物的装量与平均装量，均应符合有关规定。如有 1 个容器装量不符合规定，则另取 5 个（50g 以上者 3 个）复试，应全部符合规定。

**7. 无菌**

除另有规定外，用于烧伤 [除程度较轻的烧伤（Ⅰ°或浅Ⅱ°外）]、严重创伤或临床必需无菌的局部用散剂，照无菌检查法（通则 1101）检查，应符合规定。

**8. 微生物限度**

除另有规定外，照非无菌产品微生物限度检查：微生物计数法（通则 1105）和控制菌检查法（通则 1106）及非无菌药品微生物限度标准（通则 1107）检查，应符合规定。凡规定进行杂菌检查的生物制品散剂，可不进行微生物限度检查。

## 五、实验结果与讨论

1. 各散剂的质量检查结果填入表 7–2。

**表 7–2　散剂质量检查结果**

| 药品 | 性状 | 均匀度 | 产率 |
|---|---|---|---|
| 硫酸阿托品倍散 | | | |
| 痱子粉 | | | |
| 冰硼散 | | | |
| 益元散 | | | |
| 九一散 | | | |

2. 讨论散剂制备过程中混合方法的注意事项。

## 六、思考题

1. 何谓低共熔？在处方中常见的低共熔成分有哪些？

2. 等量递增法的原则是什么？

# 实验八　颗粒剂的制备 ▷▷▷▷

## 一、实验目的

1. 掌握颗粒剂的制备方法与质量要求。
2. 了解 β – 环糊精包合挥发油的方法。

## 二、实验原理

颗粒剂系指原料药物与适宜的辅料混合制成具有一定粒度的干燥颗粒状制剂。颗粒剂可分为可溶颗粒（通称为颗粒）、混悬颗粒、泡腾颗粒、肠溶颗粒、缓释颗粒和控释颗粒等，具有溶出速度较快、易分散或溶解、奏效快的特点，而且剂量易控制，口感好，适于小儿服用。一般，中药经提取、精制、浓缩等工序制成浸膏，加入糖粉、糊精等赋形剂制成颗粒，经干燥、整粒即得颗粒剂。

原料药物与辅料应均匀混合。含药量小或含毒、剧药的颗粒剂，应根据原料药物的性质采用适宜方法使其分散均匀。除另有规定外，中药饮片应按各品种项下规定的方法进行提取、纯化、浓缩成规定的清膏，采用适宜的方法干燥并制成细粉，加适量辅料（不超过干膏量的 2 倍）或饮片细粉，混匀并制成颗粒，也可将清膏加适量辅料（不超过清膏量的 5 倍）或饮片细粉，混匀并制成颗粒。

凡属挥发性原料药物或遇热不稳定的药物，在制备过程中应注意控制适宜的温度条件，凡遇光不稳定的原料药物应遮光操作。除另有规定外，挥发油应均匀喷入干燥颗粒中，密闭至规定时间或用包合等技术处理后加入。根据需要，颗粒剂可加入适宜的辅料，如稀释剂、黏合剂、分散剂、着色剂和矫味剂等。为了防潮、掩盖原料药物的不良气味等需要，也可对颗粒进行包薄膜衣。必要时，包衣颗粒应检查残留溶剂。

颗粒剂应干燥，颗粒均匀，色泽一致，无吸潮、软化、结块、潮解等现象。颗粒剂的微生物限度应符合要求。根据原料药物和制剂的特性，除来源于动物、植物多组分且难以建立测定方法的颗粒剂外，溶出度、释放度、含量均匀度等应符合要求。除另有规定外，颗粒剂应密封，置干燥处贮存，防止受潮。生物制品原液、半成品和成品的生产及质量控制应符合相关品种要求。

## 三、实验器材

### 1. 实验仪器

电热套，挥发油提取器，电子天平，电陶炉，恒温水浴锅，烘箱，药典筛，粉碎机，制粒机，超临界萃取仪等。

**2. 实验材料**

饮片，糖粉，糊精，碳酸氢钠，枸橼酸，蒸馏水等。

## 四、实验内容

### （一）感冒清热颗粒剂的制备

〔处方〕荆芥穗　20g　　　薄荷　　6g　　　防风　10g

　　　　紫苏叶　6g　　　　柴胡　　10g　　　葛根　10g

　　　　桔梗　　6g　　　　苦杏仁　8g　　　白芷　6g

　　　　苦地丁　20g　　　芦根　　16g

〔制法〕以上 11 味，取荆芥穗、薄荷、紫苏叶提取挥发油（d<1），另器保存，蒸馏后的水液另器收集；药渣与其余防风等八味中药加水煎煮两次，每次 0.5 小时，合并煎煮液，滤过，滤液与蒸馏水液合并，浓缩至相对密度 1.30～1.35（50℃）的清膏。加入糖粉与糊精（3∶1）混合物适量，混匀，并酌加乙醇适量制颗粒，干燥，整粒，加入挥发油的 β-CD 包合物，混匀，按每袋重 12g 分装密封，即得。

β-CD 包合挥发油的方法：取 β-CD 2g 置研钵中，加蒸馏水 3mL，研匀。加挥发油 1mL，于研钵中研成糊状。低温干燥，研磨粉碎，即得。

〔用途〕疏风散寒，解表清热。用于风寒感冒，头痛发热，恶寒身痛，鼻流清涕，咳嗽咽干。

〔注意事项〕采用水蒸气蒸馏法提取荆芥穗、薄荷、紫苏叶中的挥发油，药渣与其他药味合并煎煮。

### （二）六味地黄颗粒

〔处方〕熟地黄　　　　　320g

　　　　酒萸肉　　　　　160g

　　　　牡丹皮　　　　　120g

　　　　山药　　　　　　160g

　　　　茯苓　　　　　　120g

　　　　泽泻　　　　　　120g

〔制法〕以上六味，熟地黄、茯苓、泽泻加水煎煮两次，每次 2 小时，煎液滤过，滤液浓缩至相对密度 1.32～1.35（80℃）的稠膏，备用；酒萸肉、山药、牡丹皮粉碎成细粉，与浓缩液混合，加糊精适量和甜蜜素乙醇溶液适量，并加 75% 乙醇适量，制粒，干燥，整粒，制成颗粒 1000g，即得。

〔用途〕滋阴补肾。用于肾阴亏损，头晕耳鸣，腰膝酸软，骨蒸潮热，盗汗遗精，消渴。

〔注意事项〕制颗粒时，根据软材的干湿度酌加乙醇适量，如果软材偏干可加低浓度乙醇调；软材过黏则加入高浓度乙醇快速制粒。本品为混悬型颗粒。

### （三）山楂泡腾颗粒

〔**处方**〕山楂　　　　　300g

　　　　柠檬酸　　　　250g

　　　　碳酸氢钠　　　250g

　　　　香精　　　　　适量

　　　　糖粉　　　　　2500g

　　　　共制成 100 袋

〔**制法**〕

1. 将山楂加 8 倍量水煎两次，每次 30 分钟，滤过，滤液浓缩成 150g 备用。

2. 取干燥的糖粉 1250g，加入碳酸氢钠 250g，混匀，用蒸馏水喷雾均匀润湿后以 12 目筛制粒，70℃干燥，整粒，制得碱性颗粒。

3. 取剩余的糖粉 1250g，加入山楂浓缩液，混合均匀（如太干可加适量入蒸馏水），过 12 目筛制粒，70℃干燥，整粒，制得山楂颗粒。

4. 将碱性颗粒与山楂颗粒合并，喷雾加入适量的香精，再加入柠檬酸混合均匀，过 12 目筛 3～4 次后，分装于塑料袋内，每袋 30g。

〔**用途**〕本品理气、健脾、助消化及清凉解渴。用于夏季高温作业时防暑、解渴；食欲不振、消化不良及高烧患者可当饮料用；亦可当清凉汽水。

〔**注意事项**〕分别制备酸、碱颗粒，干燥后再混合。

### （四）养血愈风酒颗粒

〔**处方**〕

| | | | | | |
|---|---|---|---|---|---|
| 防风 | 600g | 秦艽 | 600g | 蚕沙 | 600g |
| 萆薢 | 600g | 羌活 | 300g | 陈皮 | 300g |
| 苍耳子 | 600g | 当归 | 600g | 杜仲 | 900g |
| 川牛膝 | 600g | 红花 | 300g | 白茄根 | 1200g |
| 鳖甲（炙） | 300g | 白术（炒） | 600g | 枸杞子 | 1200g |
| 白糖 | 24kg | | | | |

〔**制法**〕将防风、枸杞子等 15 味药粉碎成粗粉，用 5 倍量 50% 乙醇按渗漉法提取，滤液回收乙醇并浓缩至稠膏约 2400g。取稠膏与糖粉（60 目）搅拌均匀，过一号筛（14～16 目），制成颗粒，低温干燥。整粒时喷洒食用香精，密封桶内，2 天后分装。每袋 50g。

〔**用途**〕祛风，活血。用于风寒引起的四肢酸麻，筋骨疼痛，腰膝软弱等。

〔**注意事项**〕

1. 酒溶性颗粒剂的制法多采用渗漉法、浸渍法、回流法等方法提取，以 60% 左右的乙醇或欲饮度数的白酒为溶剂，提取液回收乙醇后，蒸发浓缩至稠膏状，加入适宜的辅料，制软材，制颗粒，干燥，整粒，包装。与水溶性颗粒剂类同。

2. 酒溶性颗粒剂处方中药材的有效成分应溶于稀醇中。所加辅料应溶于白酒，常用蔗糖或其他可溶性矫味剂。本品每袋用白酒 0.5kg 溶解，服用量每次不得超过 120g。高血压患者及孕妇忌用。

### （五）颗粒剂的质量检查

#### 1. 粒度

除另有规定外，照粒度分布测定法（通则 0982 第二法双筛分法）测定，不能通过一号筛与能通过五号筛的总和不得超过 15%。

附通则 0982（第二法双筛分法）：筛分法一般分为手动筛分法、机械筛分法与空气喷射筛分法。手动筛分法和机械筛分法适用于测定大部分粒径大于 75μm 的样品。对于粒径小于 75μm 的样品，则应采用空气喷射筛分法或其他适宜的方法。机械筛分法系采用机械方法或电磁方法，产生垂直振动、水平圆周运动、拍打、拍打与水平圆周运动相结合等振动方式。空气喷射筛分法则采用流动的空气流带动颗粒运动。筛分试验时需注意环境湿度，防止样品吸水或失水。对产生静电的样品，加入 0.5% 胶质二氧化硅和（或）氧化铝等抗静电剂，以减小静电作用产生的影响。

手动筛分法：①单筛分法：称取各品种项下规定的供试品，置规定号的药筛中（筛下配有密合的接收容器），筛上加盖。按水平方向旋转振摇至少 3 分钟，并不时在垂直方向叩筛。取筛下的颗粒及粉末，称定重量，计算其所占比例（%）。②双筛分法：取单剂量装的 5 袋（瓶）或多剂量装的 1 袋（瓶），称定重量，置该剂型或品种项下规定的上层（孔径的）药筛中（下层的筛下配有密合的接收容器），保持水平状态过筛，左右往返，边筛动边拍打 3 分钟。取不通过大孔径筛和通过小孔径筛的颗粒及粉末，称定重量，计算其所占比例（%）。

机械筛分法：除另有规定外，取直径为 200mm 规定号的药筛和接收容器，称定重量，根据供试品的容积密度，称取供试品 25 ～ 100g，置最上层（孔径最的）药筛中（最下层的筛下配有密合的接收容器），筛上加盖。设定振动方式和振动频率，振动 5 分钟。取各药筛与接收容器，称定重量，根据筛分后的重量差计算各药筛上和接收容器内颗粒及粉末所占比例（%）。重复上述操作直至连续两次筛分后，各药筛上遗留颗粒及粉末重量的差不超过前次遗留颗粒及粉末重量的 5% 或重量的差值不大于 0.1g；若某一药筛上遗留颗粒及粉末的重量小于供试品取样量的 5%，则药筛连续两次的重量差应不超过 20%。

空气喷射筛分法：每次筛分时仅用一个药筛。如需测定颗粒大小分布，应从孔径最小的药筛开始顺序进行。除另有规定外，取直径为 200mm 规定号的药筛，称定重量，根据供试品的容积密度，称取供试品 25 ～ 100g，置药筛中，筛上加盖。设定压力，喷射 5 分钟。取药筛，称定重量，根据筛分前后的重量差异计算药筛上颗粒及粉末所占比例（%）。重复上述操作直至连续两次筛分后，药筛上遗留颗粒及粉末重量的差异不超过前次遗留颗粒及粉末重量的 5% 或重量的差值不大于 0.1g；若药筛上遗留的颗粒及粉末重量小于供试品取样量的 5%，则连续的重量差异应不超过 20%。

**2. 水分**

中药颗粒剂照水分测定法（通则0832）测定，除另有规定外，水分不得超过8.0%。

**3. 干燥失重**

除另有规定外，化学药品和生物制品颗粒剂照干燥失重测定法（通则0831）测定，于105℃干燥（含糖颗粒应在80℃减压干燥）至恒重，减失重量不得超过2.0%。

**4. 溶化性**

除另有规定外，颗粒剂照下述方法检查，溶化性应符合规定。

（1）可溶颗粒检查法　取供试品10g（中药单剂量包装取1袋），加热水200mL，搅拌5分钟，立即观察，可溶颗粒应全部溶化或轻微浑浊。

（2）泡腾颗粒检查法　取供试品3袋，将内容物分别转移至盛有200mL水的烧杯中，水温为15～25℃，应迅速产生气体而呈泡腾状，5分钟内颗粒均应完全分散或溶解在水中。颗粒剂按上述方法检查，均不得有异物，中药颗粒还不得有焦屑。

混悬颗粒及已规定检查溶出度或释放度的颗粒剂可不进行溶化性检查。

**5. 装量差异**

单剂量包装的颗粒剂按下述方法检查，应符合规定。

检查法：除另有规定外，取供试品10袋（瓶），除去包装，分别精密称定每袋（瓶）内容物的重量，求出内容物的装量与平均装量。每袋（瓶）装量与平均装量相比较〔凡无含量测定的颗粒剂或有标示装量的颗粒剂，每袋（瓶）装量应与标示装量比较〕，按表8-1中的规定，超出装量差异限度的颗粒剂不得多于2袋（瓶），并不得有1袋（瓶）超出装量差异限度的1倍。

**表 8-1　单剂量包装的颗粒剂装量差异限度**

| 标示装量 | 装量差异限度 |
| --- | --- |
| 1.0g 或 1.0g 以下 | ±10% |
| 1.0g 以上至 1.5g | ±8% |
| 1.5g 以上至 6.0g | ±7% |
| 6.0g 以上 | ±5% |

凡规定检查含量均匀度的颗粒剂，一般不再进行装量差异的检查。

**6. 装量**

多剂量包装的颗粒剂，照最低装量检查法（通则0942）检查，应符合规定。

**7. 微生物限度**

以动物、植物、矿物质来源的非单体成分制成的颗粒剂，生物制品颗粒剂，照非无菌产品微生物限度检查：微生物计数法（通则1105）和控制菌检查法（通则1106）及非无菌药品微生物限度标准（通则1107）检查，应符合规定。规定检查杂菌的生物制品颗粒剂，可不进行微生物限度检查。

## 五、实验结果与讨论

1.各颗粒剂的质量检查结果填入表 8–2。

表 8–2  颗粒剂质量检查结果

| 药品 | 外观 | 粒度 | 水分 | 溶化性 | 装量差异 |
|---|---|---|---|---|---|
| 感冒清热颗粒 | | | | | |
| 六味地黄颗粒 | | | | | |
| 山楂泡腾颗粒 | | | | | |
| 养血愈风酒颗粒 | | | | | |

2.讨论颗粒剂制备过程中的注意事项。

## 六、思考题

1.颗粒剂的种类有哪些？

2.制颗粒时加入乙醇的浓度如何确定？

3.颗粒剂处方中含有挥发性成分，应如何处理？

# 实验九　胶囊剂的制备 ▷▷▷▷

## 一、实验目的

1. 掌握硬胶囊、软胶囊剂的制备工艺及注意事项。
2. 熟悉硬胶囊、软胶囊的质量要求与质量检查方法。

## 二、实验原理

胶囊剂系指原料药物或与适宜辅料充填于空心胶囊或密封于软质囊材中制成的固体制剂，可分为硬胶囊、软胶囊（胶丸）、缓释胶囊、控释胶囊和肠溶胶囊，主要供口服用。

硬胶囊（通称为胶囊）系指采用适宜的制剂技术，将原料药物或加适宜辅料制成的均匀粉末、颗粒、小片、小丸、半固体或液体等，充填于空心胶囊中的胶囊剂。软胶囊系指将一定量的液体原料药物直接包封，或将固体原料药物溶解或分散在适宜的辅料中制备成溶液、混悬液、乳状液或半固体，密封于软质囊材中的胶囊剂，可用滴制法或压制法制备。软质囊材一般是由明胶、甘油或其他适宜的药用辅料单独或混合制成。

胶囊剂可掩盖药物的不良嗅味或提高药物的稳定性；一般情况下，生物利用度高于丸剂、片剂等剂型；可弥补其他固体剂型的不足，将液体药物固体剂型化；可延缓或定位释放药物等。但是下列药物不适宜制成胶囊剂：①能溶解胶囊壁的液体药物，如药物的水溶液或乙醇溶液；②易溶性及小剂量的刺激性药物；③容易风化的药物；④吸湿性强的药物。

明胶空心胶囊系由胶囊用明胶加辅料制成的空心硬胶囊。主要的成囊材料是明胶，通常还需加入增塑剂甘油、增稠剂琼脂、遮光剂二氧化钛，以及着色剂、防腐剂等。空胶囊有000、00、0、1、2、3、4、5等规格，其中0～5号较为常用。

硬胶囊剂的填充方式分为手工和自动填充机法两种。小量生产时，常用手工填充药物，大量生产则采用自动填充机。自动填充机分为螺旋钻压填充法、栓塞运动填充法、药粉自由流入填充法和将药物压成单位量后再填充法等。

胶囊剂在制备过程中易出现装量差异超限、吸潮等质量问题，可通过添加适宜的辅料、防潮包衣、铝塑包装等方式改进。胶囊剂应整洁，不得有黏结变形、渗漏或囊壳破裂等现象，应无异臭。胶囊剂的微生物限度应符合要求。

## 三、实验器材

### 1. 实验仪器

胶囊自动填充机，崩解仪，电子天平，烘箱，电陶炉，烧杯，药筛，搪瓷盘，研钵等。

### 2. 实验材料

饮片，明胶囊壳，淀粉，聚山梨酯 80，植物油，乙醇等。

## 四、实验内容

### （一）六味地黄胶囊

〔**处方**〕熟地黄　　　　1408g

　　　　酒萸肉　　　　704g

　　　　牡丹皮　　　　528g

　　　　山药　　　　　704g

　　　　茯苓　　　　　528g

　　　　泽泻　　　　　528g

〔**制法**〕以上六味，取茯苓 110g 粉碎成细粉，筛余部分与剩余茯苓加水煎煮三次，每次 30 分钟，滤过，滤液合并，浓缩至稠膏状。酒萸肉加乙醇回流提取两次，每次 1 小时，滤过，药渣备用，滤液合并，回收乙醇，浓缩至稠膏状。牡丹皮用水蒸气蒸馏，并在收集的蒸馏液中加入 1mol/L 盐酸溶液使结晶，滤过，结晶用水洗涤，低温干燥，研成细粉。蒸馏后的水溶液及牡丹皮药渣、酒萸肉药渣与其余熟地黄等三味加水煎煮三次，每次 1 小时，滤过，滤液合并，通过大孔吸附树脂，用 70% 乙醇洗脱，收集洗脱液，回收乙醇，浓缩至稠膏状，加入上述茯苓稠膏、酒萸肉稠膏及茯苓细粉，混合，减压干燥，粉碎成细粉，加入上述牡丹皮提取物细粉和适量辅料，混匀，装入胶囊，制成 1000 粒，即得。

〔**用途**〕滋阴补肾。用于肾阴亏损，头晕耳鸣，腰膝酸软，骨蒸潮热，盗汗遗精，消渴。口服，一次 1 粒，一日 2 次。每粒装 0.5g。密封，防潮。

### （二）双黄连胶囊

〔**处方**〕金银花　　　　1875g

　　　　黄芩　　　　　1875g

　　　　连翘　　　　　3750g

〔**制法**〕以上三味，黄芩加水煎煮三次，第一次 2 小时，第二、三次每次 1 小时，合并煎液，滤过，滤液浓缩至相对密度为 1.05～1.10（80℃），于 80℃时用 2mol/L 盐酸溶液调节 pH 值至 1.0～2.0，保温 1 小时，静置 24 小时，滤过，沉淀物用水洗至 pH 值为 5.0，再用 70% 乙醇洗至 pH 值为 7.0，低温干燥，备用。金银花、连翘加

水温浸 30 分钟，煎煮两次，每次 1.5 小时，煎液滤过，滤液合并，浓缩至相对密度为
1.20 ～ 1.25（75 ～ 80℃）；冷却至 40℃时，搅拌下缓缓加入乙醇，使含醇量达 75%，
充分搅拌，静置 12 小时，滤取上清液；残渣加 75% 乙醇适量，搅匀，静置 12 小时，
滤过，合并乙醇液，回收乙醇至无醇味。加入上述黄芩提取物，并加水适量，搅拌使混
悬，用 40% 氢氧化钠溶液调节 pH 值至 7.0，搅匀，浓缩成稠膏，低温干燥，粉碎，加
适量淀粉，混匀，或制颗粒，干燥，装入胶囊，制成 1000 粒，即得。

〔**用途**〕疏风解表，清热解毒。用于外感风热所致的感冒，症见发热、咳嗽、咽
痛。口服，一次 4 粒，一日 3 次；小儿酌减或遵医嘱。每粒装 0.4g。密封贮藏。

### （三）藿香正气软胶囊

〔**处方**〕
| | | | | | |
|---|---|---|---|---|---|
| 陈皮 | 195g | 白芷 | 293g | 大腹皮 | 293g |
| 甘草浸膏 | 24.4g | 紫苏叶油 | 0.98mL | 苍术 | 195g |
| 厚朴（姜制） | 195g | 茯苓 | 293g | 生半夏 | 195g |
| 广藿香油 | 1.95mL | | | | |

〔**制法**〕以上十味，苍术、陈皮、厚朴、白芷用乙醇提取两次，合并醇提取液，浓
缩成清膏。茯苓、大腹皮加水煎煮两次，煎液滤过，滤液合并；生半夏用冷水浸泡，每
8 小时换水一次，泡至透心后，另加干姜 16.5g 加水煎煮两次，煎液滤过，滤液合并；
合并两次滤液，浓缩后醇沉，取上清液浓缩成清膏。甘草浸膏打碎后水煮化开，醇沉，
取上清液浓缩制成清膏。将上述各清膏合并，加入广藿香油、紫苏叶油与适量辅料，混
匀，制成软胶囊 1000 粒，即得。

〔**用途**〕解表化湿，理气和中。用于外感风寒、内伤湿滞或夏伤暑湿所致的感冒，
症见头痛昏重、胸膈痞闷、脘腹胀痛、呕吐泄泻；以及胃肠型感冒见上述证候者。口
服。一次 2 ～ 4 粒，一日 2 次。每粒装 0.45g。密封，置阴凉干燥处。

### （四）蛇胆川贝软胶囊

〔**处方**〕
| | |
|---|---|
| 蛇胆汁 | 21.4g |
| 川贝母 | 128.6g |

〔**制法**〕以上二味，川贝母粉碎成细粉，与蛇胆汁混匀，干燥，粉碎成细粉，加
入适量聚山梨酯 80、植物油等辅料，于乳钵中研细，采用压制法制成软胶囊 1000 粒，
即得。

〔**用途**〕清肺，止咳，除痰。用于肺热咳嗽，痰多。每粒 0.3g。口服，一次 2 ～ 4
粒，一日 2 ～ 3 次。

〔**注意事项**〕

1. 胶囊填装完毕后，表面常黏附许多极细粉末，应先筛去，然后在无菌纱布上滴少
许液状石蜡，反复摩擦，使胶囊光亮鲜艳。摩擦时用力不能过大，以免胶囊破碎。液状
石蜡用量要适中，多则颜色暗淡，少则表面不洁。

2. 填充硬胶囊时，药物粉末或颗粒的流动性对填充效果影响较大。粉末的粉碎度越

大，即粉末越细，流动性越差，填充越困难。一般，以粉末能通过 5 号筛，颗粒能通过
3 号筛为宜。

### （五）胶囊剂的质量检查

#### 1. 水分

中药硬胶囊剂应进行水分检查。取供试品内容物，照水分测定法（通则 0832）测
定。除另有规定外，不得超过 9.0%。硬胶囊内容物为液体或半固体者不检查水分。

#### 2. 装量差异

除另有规定外，取供试品 20 粒（中药取 10 粒），分别精密称定重量，倾出内容物
（不得损失囊壳），硬胶囊囊壳用小刷或其他适宜的用具拭净；软胶囊或内容物为半固体
或液体的硬胶囊囊壳用乙醚等易挥发性溶剂洗净，置通风处使溶剂挥尽，再分别精密称
定囊壳重量，求出每粒内容物的装量与平均装量。每粒装量与平均装量相比较（有标示
装量的胶囊剂，每粒装量应与标示装量比较），超出装量差异限度的不得多于 2 粒，并
不得有 1 粒超出限度 1 倍。装量差异限度为 ±10%。凡规定检查含量均匀度的胶囊剂，
一般不再进行装量差异的检查。

#### 3. 崩解时限

除另有规定外，照崩解时限检查法（通则 0921）检查，均应符合规定。硬胶囊或
软胶囊，除另有规定外，取供试品 6 粒，按片剂的装置与方法（化药胶囊如漂浮于液
面，可加挡板；中药胶囊加挡板）进行检查。硬胶囊应在 30 分钟内全部崩解；软胶囊
应在 1 小时内全部崩解，以明胶为基质的软胶囊可改在人工胃液中进行检查。如有 1
粒不能完全崩解，应另取 6 粒复试，均应符合规定。肠溶胶囊，除另有规定外，取供
试品 6 粒，按上述装置与方法，先在盐酸溶液（9 → 1000）中不加挡板检查 2 小时，
每粒的囊壳均不得有裂缝或崩解现象；继将吊篮取出，用少量水洗涤后，每管加入挡
板，再按上述方法，改在人工肠液中进行检查，1 小时内应全部崩解。如有 1 粒不能完
全崩解，应另取 6 粒复试，均应符合规定。结肠肠溶胶囊，除另有规定外，取供试品
6 粒，按上述装置与方法，先在盐酸溶液（9 → 1000）中不加挡板检查 2 小时，每粒
的囊壳均不得有裂缝或崩解现象；将吊篮取出，用少量水洗涤后，再按上述方法，在
磷酸盐缓冲液（pH 值 6.8）中不加挡板检查 3 小时，每粒的囊壳均不得有裂缝或崩解
现象；续将吊篮取出，用少量水洗涤后，每管加入挡板，再按上述方法，改在磷酸盐
缓冲液（pH 值 7.8）中检查，1 小时内应全部崩解。如有 1 粒不能完全崩解，应另取 6
粒复试，均应符合规定。凡规定检查溶出度或释放度的胶囊剂，一般不再进行崩解时
限的检查。

## 五、实验结果与讨论

1. 胶囊剂的质量检查结果填入表 9-1。

表 9-1　胶囊剂质量检查结果

| 药品 | 性状 | 水分 | 装量差异 | 崩解时限 |
| --- | --- | --- | --- | --- |
| 六味地黄胶囊 | | | | |
| 双黄连胶囊 | | | | |
| 藿香正气软胶囊 | | | | |
| 蛇胆川贝软胶囊 | | | | |

2. 讨论胶囊剂制备过程中的注意事项。

## 六、思考题

1. 胶囊剂的优缺点有哪些？
2. 哪些药物不适宜制成胶囊剂？
3. 影响胶囊剂装量差异的因素有哪些？

# 实验十　片剂的制备 ▷▷▷▷

## 一、实验目的

1. 掌握片剂的制备工艺及操作注意事项。
2. 熟悉片剂的质量要求和常规质量检查方法。
3. 熟悉压片机的基本构造、性能及其使用与保养。

## 二、实验原理

片剂系指原料药物或与适宜的辅料制成的圆形或异形的片状固体制剂。中药还有浸膏片、半浸膏片和全粉片等。中药片剂系指中药提取物、中药提取物加中药细粉或中药细粉与适宜的辅料混匀压制而成的圆片状或异形片状的剂型；具有剂量准确、质量稳定、服用方便、成本低等优点。全粉片系指将处方中全部中药粉碎成细粉作为原料，加适宜辅料制成的片剂；浸膏片系指将中药用适宜的溶剂和方法提取制得浸膏，以全量浸膏制成的片剂；半浸膏片系指将部分中药细粉与稠浸膏混合制成的片剂，如感冒片、银翘解毒片等，此类型片剂在中药片剂中占的比例最大。

片剂的制备方法有制颗粒压片、结晶直接压片和粉末直接压片等，制颗粒的方法又分为干法制粒和湿法制粒。目前，以湿法制粒压片较为常用。湿法制粒压片的工艺如下。

### 1. 原辅料的处理

中药原料应根据药物所含有效成分的性质进行浸提、分离、精制处理，挥发性或遇热易分解的药物活性成分，在药料处理过程中应避免高温。用量极少的贵重药、毒性药，某些含有少量芳香挥发性成分的药材宜粉碎成细粉，过五至六号筛。化学药品原辅料在混合前一般要先经粉碎、过筛、混合等操作。主药为难溶性药物时，必须有足够的细度以保证混合均匀及溶出度符合要求。若药物量少，与辅料量相差悬殊时，可用等量递增法混合。

### 2. 制粒

应根据药物的性质选择润湿剂或黏合剂的种类。制软材时要控制润湿剂或黏合剂的用量，使软材达到"握之成团、轻压即散"的程度。制粒时，应根据片重选择制粒筛，一般大片（0.3～0.5g）选用14～16目，小片（0.3g以下）选用18～20目筛制粒。颗粒一般宜细而圆整。

### 3. 干燥及整粒

湿颗粒应根据主药和辅料的性质于适宜温度（60～80℃）干燥。对湿、热稳定的药物，干燥温度可适当提高。干燥过程中要经常翻动。干燥后的颗粒须再进行整粒，整粒时筛网孔径应与制粒用筛网孔径相同或略小。整粒后加入润滑剂、崩解剂等辅料，混匀，压片。

### 4. 压片

一般片重为 0.5g 左右的片剂，选用 12mm 冲模；0.4g 左右，选用 10mm 冲模；0.3g左右，选用 8mm 冲模；0.1～0.2g，选用 6mm 冲模；0.1g 以下，选用 5.0～5.5mm 冲模。根据药物密度不同，再进行适当调整。

## 三、实验器材

### 1. 实验仪器

单冲压片机或旋转式压片机，制粒机，制粒筛，崩解仪，硬度计，脆碎度测定仪，天平，烘箱等。

### 2. 实验材料

饮片，乙酰水杨酸，对乙酰氨基酚，咖啡因，淀粉，滑石粉，乙醇，蒸馏水等。

## 四、实验内容

### （一）感冒片的制备

〔处方〕板蓝根　　　　　250g（其中粉料 30g，膏料 220g）
　　　　野菊花　　　　　125g（其中粉料 50g，膏料 75g）
　　　　土牛膝　　　　　125g（膏料）
　　　　贯众　　　　　　125g（膏料）
　　　　滑石粉　　　　　适量

〔制法〕

### 1. 粉料

取板蓝根 40g，野菊花 70g，粉碎，过六号筛，分别称取板蓝根粉 30g，野菊花粉50g，备用。

### 2. 膏料

取膏料药物置煎锅内，加 6 倍量水煮沸 30 分钟，用六号筛滤过，滤渣再加 4 倍量水煮沸 30 分钟，同法滤过，合并滤液，浓缩至约 200mL。

### 3. 醇处理

根据浓缩液体积，加入乙醇，使含醇量达 70%，冷藏静置 24 小时以上。

### 4. 浓缩收膏

吸取上清液，下层液抽滤，合并，药液减压回收乙醇至小体积，移至蒸发皿中，于水浴上继续浓缩至约 70g。

### 5. 混合粉料

板蓝根、野菊花粉混合均匀。

### 6. 制颗粒

将粉料倒至搪瓷盘内，加入热浸膏迅速拌匀，制成软材，于一号筛上挤出制粒，颗粒摊于搪瓷盘内，置烘箱中 60～70℃烘干。

### 7. 压片

按干燥颗粒重量加入 3% 的滑石粉，混匀，用一号筛整粒，压片，即得。0.3g/ 片。

〔**用途**〕清热解毒。用于感冒初起，恶寒发热，头痛鼻塞，咽喉肿痛等。

## （二）牛黄解毒片

〔**处方**〕
| | | | | | |
|---|---|---|---|---|---|
| 人工牛黄 | 5g | 雄黄 | 50g | 石膏 | 200g |
| 大黄 | 200g | 黄芩 | 150g | 桔梗 | 100g |
| 冰片 | 25g | 甘草 | 50g | | |

〔**制法**〕以上八味，雄黄水飞成极细粉；大黄粉碎成细粉；人工牛黄、冰片研细。其余黄芩等四味加水煎煮两次，每次 2 小时，滤过，合并滤液，滤液浓缩成稠膏或干燥成干浸膏；加入大黄、雄黄粉末，制粒，干燥，再加入人工牛黄、冰片粉末，混匀，压制成 1000 片（大片）或 1500 片（小片或包糖衣或薄膜衣），即得。每片含黄芩以黄芩苷计，小片不得少于 3mg；大片不得少于 4.5mg。

〔**用途**〕清热解毒。用于火热内盛，咽喉肿痛，牙龈肿痛，口舌生疮，目赤肿痛。

## （三）复方阿司匹林片

〔**处方**〕
| | |
|---|---|
| 乙酰水杨酸（粒状结晶） | 22.8g |
| 对乙酰氨基酚（细粉） | 16.2g |
| 咖啡因（细粉） | 3.5g |
| 淀粉 | 6.6g |
| 淀粉浆（10%） | 适量 |
| 滑石粉 | 5% |
| | 共制成 100 片 |

〔**制法**〕对乙酰氨基酚、咖啡因与淀粉混匀，加淀粉浆制成均匀的软材，采用 14～16 目筛制粒，湿颗粒 70℃干燥，测定含水量。干颗粒过 12～14 目筛整粒。将此颗粒与乙酰水杨酸结晶混合，加滑石粉，充分混匀，压片。

〔**用途**〕解热镇痛药。用于发热、头痛、神经痛、牙痛等。

## （四）片剂的质量检查

### 1. 外观检查

应完整光洁，色泽均匀；应有适宜的硬度。

**2. 重量差异**

取本品 20 片，精密称定总量并求得平均片重后，再分别精密称定每片的重量，每片的重量与平均片重相比较，超出重量差异限度的不得多于 2 片，并不得有 1 片超过重量差异限度的 1 倍。片重 0.30g 以下，重量差异限度为 ±7.5%；0.30g 或 0.30g 以上，重量差异限度为 ±5.0%。

**3. 崩解时限**

除另有规定外，取供试品 6 片，分别置上述吊篮的玻璃管中，启动崩解仪进行检查，各片均应在规定时间内全部崩解。如有 1 片不能完全崩解，应另取 6 片复试，均应符合规定。中药浸膏片、半浸膏片和全粉片，按上述装置，每管加挡板 1 块，启动崩解仪进行检查，全粉片各片均应在 30 分钟内全部崩解；浸膏（半浸膏）片各片均应在 1 小时内全部崩解。如果供试品黏附挡板，应另取 6 片，不加挡板按上述方法检查，应符合规定。如有 1 片不能完全崩解，应另取 6 片复试，均应符合规定。凡规定检查溶出度或释放度，以及供咀嚼的片剂，可不进行崩解时限检查。

**表 10-1　片剂崩解时限**

| 片剂类型 | 崩解时限（分钟） |
| --- | --- |
| 全粉末片 | 30 |
| 浸膏片、半浸膏片、糖衣片 | 60 |
| 薄膜衣片（在盐酸溶液 9 → 1000 中进行检查） | 化药 30，中药 60 |
| 肠溶衣片（先在盐酸溶液 9 → 1000 中进行检查，2 小时无变化，再在 pH 值 6.8 磷酸盐缓冲液中进行检查） | 60 |

**4. 硬度**

采用硬度计测定，应符合要求。

**5. 脆碎度测定**

片重为 0.65g 或以下者，取若干片，使其总重约为 6.5g；片重大于 0.65g 者取 10 片。用吹风机吹去片剂脱落的粉末，精密称重，置圆筒中转动 100 次取出，同法除去粉末，精密称重，减失重量不得过 1%，且不得检出断裂、龟裂及粉碎的片。本试验一般仅作 1 次。如减失重量超过 1% 时，应复测 2 次，3 次的平均减失重量不得过 1%，并不得检出断裂、龟裂及粉碎的片。

## 五、实验结果与讨论

1. 各片剂的质量检查结果填入表 10-2。

**表 10-2　各片剂质量检查结果**

| 药品 | 外观 | 重量差异 | 崩解时限（min） | 硬度（N） | 脆碎度（%） |
| --- | --- | --- | --- | --- | --- |
| 感冒片 | | | | | |
| 牛黄解毒片 | | | | | |
| 复方阿司匹林片 | | | | | |

2.将实验结果与其他实验小组实验结果进行对比讨论。

## 六、思考题

1.制备片剂时为何要制颗粒？湿颗粒法压片制颗粒的方法有哪几种？

2.如何决定中药半浸膏片中膏料和粉料的用量？应如何制颗粒？

3.影响片剂的硬度、崩解度和重量差异的因素有哪些？

4.如何防止浸膏片易吸潮现象？

# 实验十一　丸剂的制备 ▷▷▷▷

## 一、实验目的

1. 掌握泛制法、塑制法、滴制法制备丸剂的方法与操作要点。
2. 熟悉水丸、蜜丸、滴丸中原辅料的处理原则。
3. 了解各类丸剂的质量要求、滴丸的制备原理及影响质量的因素。

## 二、实验原理

丸剂系指原料药物与适宜的辅料制成的球形或类球形固体制剂。中药丸剂包括蜜丸、水蜜丸、水丸、糊丸、蜡丸、浓缩丸和滴丸等。化学药丸剂包括滴丸、糖丸等。蜜丸系指饮片细粉以炼蜜为黏合剂制成的丸剂。其中每丸重量在 0.5g 以上者称大蜜丸，在 0.5g 以下者称小蜜丸。水丸系指饮片细粉以水（或根据制法用黄酒、醋、稀药汁、糖液、含 5% 以下炼蜜的水溶液等）为黏合剂制成的丸剂。滴丸剂系指原料药物与适宜的基质加热熔融混匀，滴入不相混溶、互不作用的冷凝介质中制成的球形或类球形制剂。丸剂为中药传统剂型之一，其特点：传统丸剂作用迟缓，多用于慢性病的治疗；可缓和某些药物的毒副作用；可减缓挥发性药物成分的散失；某些新型丸剂（滴丸）可用于急救；但存在服用剂量大，小儿难以服用，多以原料粉入药，微生物容易超标等缺点。

丸剂的制备方法包括泛制法、塑制法、滴制法。泛制法系指在转动的适宜的容器或机械中，将中药细粉与赋形剂交替润湿、撒布，不断翻滚，逐渐增大的一种制丸方法。塑制法系指中药细粉加适宜的黏合剂，混合均匀，制成软硬适宜、可塑性较大的丸剂，再依次制丸条、分粒、搓圆而成丸粒的一种制丸方法。滴制法系指固体或液体药物与基质混匀、加热熔化后，滴入不相混溶的冷却液中，收缩冷凝成丸的一种速效或高效制剂。

滴丸常用基质有水溶性基质，如聚乙二醇 6000、聚乙二醇 4000、硬脂酸钠和甘油明胶；非水溶性基质，如硬脂酸、单硬脂酸甘油酯、虫蜡、氢化植物油等。水溶性基质常用液状石蜡或液状石蜡与煤油的混合液作冷却剂，非水溶性基质常用水或乙醇作冷却剂。

## 三、实验器材

### 1. 实验仪器
糖衣锅，槽形混合机，蜜丸机，滴丸机，搪瓷盘等。

**2. 实验材料**

饮片，蜂蜜，PEG-6000，液状石蜡，小米，麻油等。

## 四、实验内容

### （一）保合丸

〔**处方**〕山楂（焦）　300g　　六神曲（炒）100g　　半夏（制）100g
　　　　　茯苓　　　　100g　　陈皮　　　　50g　　连翘　　　50g
　　　　　莱菔子（炒）50g　　麦芽（炒）　50g

〔**制法**〕以上 8 味，取处方量的 1/2，混合粉碎成细粉，过六至七号筛，混匀。用冷开水或蒸馏水泛丸，干燥，即得。

〔**用途**〕消食导滞和胃。用于食积停滞，脘腹胀痛，嗳腐吞酸，不欲饮食。

〔**注意事项**〕采用泛制法制备保和丸，起模是泛丸成型的关键工序。模子的形状、粒径及数量，直接关系到丸剂成型的质量。选择黏性适宜的药粉起模，并注意保持药物含量的均匀度。起模有粉末直接起模法与湿颗粒起模法两种。

### （二）八珍丸

〔**处方**〕党参　　100g　　炒白术　100g　　茯苓　　100g
　　　　　甘草　　50g　　当归　　150g　　白芍　　100g
　　　　　川芎　　75g　　熟地黄　150g

〔**制法**〕以上 8 味，取处方量的 1/4，混合粉碎成细粉，过七号筛，混匀，药粉每 100g 加炼蜜 110～140g，制丸块，搓丸条，制丸粒，每丸重 9g；或药粉每 100g 加炼蜜 40～50g 与适量开水泛丸，干燥，制成水蜜丸。

〔**用途**〕补气益血。用于气血两虚，面色萎黄，食欲不振，四肢乏力。

### （三）六味地黄丸

〔**处方**〕熟地黄　　　　320g
　　　　　山茱萸（制）　160g
　　　　　山药　　　　　160g
　　　　　泽泻　　　　　120g
　　　　　牡丹皮　　　　120g
　　　　　茯苓　　　　　120g

〔**制法**〕以上六味，粉碎成细粉，过筛，混匀。每 100g 粉末加炼蜜 80～110g，制丸块，搓丸条，制丸粒，即得。大蜜丸每丸重 9g。

〔**用途**〕滋阴补肾。用于肾阴亏损，头晕耳鸣，腰膝酸软，骨蒸潮热，盗汗遗精，口干口渴。

〔**注意事项**〕采用塑制法制备蜜丸，制丸块是最为关键的操作工序。应根据药物性质选择炼蜜种类，既要保证塑制过程中丸条具有适宜韧性，不被扯断，同时又不能太黏致使溶散延时。

### （四）苏冰滴丸

〔**处方**〕苏合香　　　　　5g
　　　　冰片　　　　　　10g
　　　　PEG-6000　　　　35g

〔**制法**〕取聚乙二醇6000置烧杯中，于水浴上加热至全部熔融，加入苏合香及冰片，搅拌至熔化。将熔融的药液转移至滴丸机的贮液器中，80～85℃保温，调节滴丸机滴头与冷却剂间的距离，控制滴速为30～50滴/分钟，待滴丸完全冷却后，取出滴丸，摊于滤纸上，擦去表面附着的液状石蜡，装于瓶中，即得。每粒重50mg。

〔**注意事项**〕采用滴制法制备苏冰滴丸，滴丸机的温度控制需适当，注意贮液器的温度与滴头部分的温度应能保证药物呈均匀分散状态，冷却剂温度应能保证药物与基质迅速冷却成丸，仪器用完需及时清理，防止药物堵塞仪器。

### （五）丸剂的质量检查

**1. 外观检查**
圆整均匀，色泽一致，大蜜丸和小蜜丸应细腻滋润，软硬适中。

**2. 重量差异**
除另有规定外，滴丸剂照下述方法检查，应符合规定。
检查法：取供试品20丸，精密称定总重量，求得平均丸重后，再分别精密称定每丸的重量。每丸重量与标示丸重相比较（无标示丸重的，与平均丸重比较），按规定，超出重量差异限度的不得多于2丸，并不得有1丸超出限度1倍。

**表 11-1　滴丸剂的重量差异限度**

| 标示丸重或平均丸重 | 重量差异限度 |
| --- | --- |
| 0.03g 及 0.03g 以下 | ±15% |
| 0.03g 以上至 0.1g | ±12% |
| 0.1g 以上至 0.3g | ±10% |
| 0.3g 以上 | ±7.5% |

除另有规定外，除滴丸、糖丸以外，其他丸剂照下述方法检查，应符合规定。
检查法：以10丸为1份（丸重1.5g及1.5g以上的以1丸为1份），取供试品10份，分别称定重量，再与每份标示重量（每丸标示量×称取丸数）相比较（无标示重量的丸剂与平均重量比较）。按规定，超出重量差异限度的不得多于2份，并不得有1份超出限度1倍。

表 11-2　除滴丸、糖丸以外其他丸剂的重量差异限度

| 标示丸重或平均丸重 | 重量差异限度 |
| --- | --- |
| 0.05g 及 0.05g 以下 | ±12% |
| 0.05g 以上至 0.1g | ±11% |
| 0.1g 以上至 0.3g | ±10% |
| 0.3g 以上至 1.5g | ±9% |
| 1.5g 以上至 3g | ±8% |
| 3g 以上至 6g | ±7% |
| 6g 以上至 9g | ±6% |
| 9g 以上 | ±5% |

包糖衣丸剂应检查丸芯的重量差异并符合规定，包糖衣后不再检查重量差异，其他包衣丸剂应在包衣后检查重量差异并符合规定；凡进行装量差异检查的单剂量包装丸剂及进行含量均匀度检查的丸剂，一般不再进行重量差异检查。

**3. 水分**

照水分测定法（通则 0832）测定。除另有规定外，大蜜丸、小蜜丸、浓缩丸中所含水分不得过 15.0%；水蜜丸、浓缩水蜜丸不得过 12.0%；水丸、糊丸和浓缩水丸不得过 9.0%。蜡丸不检查水分。

**4. 装量差异和装量**

依法检查，应符合规定。

**5. 溶散时限**

除另有规定外，取供试品 6 丸，选择适当孔径筛网的吊篮（丸剂直径在 2.5mm 以下的用孔径约 0.42mm 的筛网；在 2.5 ～ 3.5mm 之间的用孔径约 1.0mm 的筛网；在 3.5mm 以上的用孔径约 2.0mm 的筛网），照崩解时限检查法（通则 0921）片剂项下的方法加挡板进行检查。小蜜丸、水蜜丸和水丸应在 1 小时内全部溶散；浓缩丸和糊丸应在 2 小时内全部溶散。滴丸剂不加挡板检查，应在 30 分钟内全部溶散，包衣滴丸应在 1 小时内全部溶散。操作过程中如供试品黏附挡板妨碍检查时，应另取供试品 6 丸，以不加挡板进行检查。上述检查，应在规定时间内全部通过筛网。如有细小颗粒状物未通过筛网，但已软化且无硬心者可按符合规定论。

除另有规定外，大蜜丸及研碎、嚼碎后或用开水、黄酒等分散后服用的丸剂不检查溶散时限。

**6. 微生物限度**

照微生物计数法（通则 1105）和控制菌检查法（通则 1106）及非无菌药品微生物限度标准（通则 1107）检查，应符合规定。

## 五、实验结果与讨论

1. 各丸剂质量检查结果填入表 11-3。

表 11-3　各丸剂质量检查结果

| 药品 | 性状 | 重量差异 | 水分 | 溶散时限 |
|---|---|---|---|---|
| 保和丸 | | | | |
| 八珍丸 | | | | |
| 六味地黄丸 | | | | |
| 苏冰滴丸 | | | | |

2. 将实验结果与其他实验小组实验结果进行对比讨论。

## 六、思考题

1. 塑制法制备蜜丸时，一般药粉、燥性药粉、黏性药粉其用蜜量、炼蜜程度和药用蜜温度怎样掌握？

2. 滴丸有何特点？制备滴丸时应注意哪些问题？

# 实验十二　膜剂的制备 ▷▷▷▷

## 一、实验目的

1. 掌握膜剂的制备方法。

2. 熟悉膜剂成膜材料的种类与性能。

3. 了解膜剂制备时易出现的问题及解决方法。

## 二、实验原理

膜剂系指药物与适宜的成膜材料经加工制成的膜状制剂。膜剂可适用于口服、舌下、眼结膜囊、口腔、阴道、体内植入、皮肤和黏膜创伤、烧伤或炎症表面等各种途径和方法给药，以发挥局部或全身作用。具有无粉末飞扬、成膜材料用量少、含量准确、稳定性好、起效快等优点。

膜剂成型的关键之一是成膜材料，常用的成膜材料有天然或合成的高分子物质。天然高分子材料如明胶、玉米朊、琼脂、阿拉伯胶等，合成高分子材料有聚乙烯醇、乙烯 – 醋酸乙烯衍生物、纤维素衍生物等。膜剂除主药和成膜材料外，还需加入增塑剂（甘油、丙二醇等）、填充剂（淀粉、碳酸钙等）、着色剂、遮光剂（二氧化钛）、矫味剂（蔗糖、甜叶菊苷等）、表面活性剂等。

膜剂的制备方法主要为涂膜法，其工艺流程：处方拟定→成膜材料和浆液的配制→加入药物及着色剂→脱泡→涂膜→干燥→含量测定→划痕分割→质检→包装。

膜剂在生产与贮藏期间应符合下列规定：成膜材料及其辅料应无毒、无刺激性、性质稳定、与原料药物兼容性良好。原料药物如为水溶性，应与成膜材料制成具有一定黏度的溶液；如为不溶性原料药物，应粉碎成极细粉，并与成膜材料等混合均匀。膜剂外观应完整光洁、厚度一致、色泽均匀、无明显气泡。多剂量的膜剂，分格压痕应均匀清晰，并能按压痕撕开。膜剂所用的包装材料应无毒性，能够防止污染、方便使用，并不能与原料药物或成膜材料发生理化作用。除另有规定外，膜剂应密封贮存，防止受潮、发霉和变质。

## 三、实验器材

### 1. 实验仪器

光洁玻璃板，自动铺板机，玻璃棒，烧杯，天平等。

**2. 实验材料**

聚乙烯醇 17-88，聚乙烯醇 05-88，养阴生肌散，壬苯基聚乙二醇醚，替硝唑，氧氟沙星，硝酸（或盐酸）毛果芸香碱，羧甲基纤维素钠，蒸馏水，甘油，糖精钠，吐温 -80 等。

## 四、实验内容

### （一）养阴生肌膜

〔处方〕养阴生肌散　　　　　　2.0g
　　　　吐温 -80　　　　　　　0.2mL
　　　　聚乙烯醇 17-88　　　　10.0g
　　　　蒸馏水　　　　　　　　100mL
　　　　甘油　　　　　　　　　1.0mL

〔制法〕称取聚乙烯醇置烧杯中，加蒸馏水 100mL，水浴加热使之溶化成胶液，补足水分，备用。称取养阴生肌散（过七号筛）2.0g 于研钵中，加甘油、吐温 -80，继续研匀，缓缓加入聚乙烯醇胶液，研匀，脱气，制成膜料，涂膜，干燥，脱膜，切割，包装，即得。

〔用途〕本品具有清热解毒作用。用于湿热性口腔溃疡、多发性口腔溃疡及疱疹性口腔炎。

### （二）复方替硝唑口腔膜

〔处方〕替硝唑　　　　　　　　0.2g
　　　　氧氟沙星　　　　　　　0.5g
　　　　聚乙烯醇 17-88　　　　3.0g
　　　　羧甲基纤维素钠　　　　1.5g
　　　　甘油　　　　　　　　　2.5g
　　　　糖精钠　　　　　　　　0.05g
　　　　蒸馏水　　　　　　　　加至 100mL

〔制法〕先将聚乙烯醇、羧甲基纤维素钠分别加适量蒸馏水浸泡过夜、溶解。将替硝唑溶于 15mL 热蒸馏水中，氧氟沙星加适量稀醋酸溶解后加入，加甘油、糖精钠，并加蒸馏水补至足量。50℃以下保温静置脱气泡，涂膜，干燥，脱膜，切割，包装，即得。

〔用途〕本品用于湿热性口腔溃疡、复发性口腔溃疡及疱疹性口腔炎。

### （三）壬苯基聚乙二醇醚膜

〔处方〕壬苯基聚乙二醇醚　　　5.0g
　　　　聚乙烯醇 05-88　　　　12.5g
　　　　甘油　　　　　　　　　1.0g

蒸馏水　　　　　　　　　20mL

〔**制法**〕称取壬苯基聚乙二醇醚、甘油和水，置烧杯中，微热，搅拌至溶解，冷却后加入聚乙烯醇，放置过夜。待聚乙烯醇完全润湿后，于水浴（低于70℃）加热至全部溶解，加入几滴正丁醇脱泡，制成膜料。50℃以下保温静置脱气泡，涂膜，干燥，脱膜，切割，包装，即得。

〔**用途**〕本品具有杀精子作用，外用避孕。送入阴道深处后不超过50秒即可溶解，接触面较栓剂大，显效迅速而确实。

### （四）毛果芸香碱膜剂

〔**处方**〕硝酸（或盐酸）毛果芸香碱　　　15g
　　　　聚乙烯醇 05-88　　　　　　　28g
　　　　甘油　　　　　　　　　　　　2g
　　　　蒸馏水　　　　　　　　　　　30mL

〔**制法**〕称取聚乙烯醇、蒸馏水、甘油溶胀，于90℃水浴上加热溶解，趁热用80目筛网过滤，滤液放冷后加入硝酸（或盐酸）毛果芸香碱，搅拌使溶解，然后涂膜，干燥（60℃），脱膜，切割，紫外线消毒30分钟。

〔**用途**〕本品用于治疗青光眼，收缩瞳孔，降低青光眼的眼内压及治疗视网膜的分离，也用于对抗阿托品的散瞳作用。

〔**注意事项**〕

1. 聚乙烯醇（PVA）是目前常用的较为理想的成膜材料，是水溶性多羟基高分子聚合物，是由聚醋酸乙烯酯经醇解而成的结晶性高分子材料。依据醇解度、聚合度不同，有不同的规格与性质。PVA浸泡溶胀时间应充分，否则溶解不完全。

2. 保温静置时，要使膜料中空气逸尽，则涂膜时不得搅拌，否则成膜后，膜中形成气泡。

3. 成膜后要注意控制干燥温度和时间。干燥不足或干燥过度，均可使脱膜困难。

4. 玻璃板要光洁，使用前可先涂抹少量脱膜剂，以免脱膜困难。但因成膜材料不同，对膜板的亲和力也不同。亲和力太小，浆液铺展困难，容易结聚成块；亲和力太大，则不易脱膜。一般可通过改换膜板或脱膜剂加以改善。

### （五）膜剂的质量检查

#### 1. 外观检查
膜剂外观应完整光洁，厚度一致，色泽均匀，无明显气泡。

#### 2. 重量差异检查
除另有规定外，取膜片20片，精密称定总重量，计算平均膜重后，再分别精密称定每片膜的重量。每片膜的重量与平均膜重相比较，应符合规定。

表 12-1 膜剂重量差异限度

| 平均膜重 | 重量差异限度 |
|---|---|
| ≤ 0.02g | ±15% |
| 0.02g 以上至 0.2g | ±10% |
| 大于 0.2g | ±7.5% |

凡进行含量均匀度检查的膜剂，一般不再进行重量差异检查。

**3. 微生物限度**

除另有规定外，照非无菌产品微生物限度检查：微生物计数法（通则 1105）和控制菌检查法（通则 1106）及非无菌药品微生物限度标准（通则 1107）检查，应符合规定。

## 五、实验结果与讨论

1. 各膜剂质量检查结果填入表 12-2。

表 12-2 各膜剂质量检查结果

| 药品 | 性状 | 平均膜重 | 重量差异 |
|---|---|---|---|
| 养阴生肌膜 | | | |
| 替硝唑口腔膜 | | | |
| 壬苯基聚乙二醇膜 | | | |
| 毛果芸香碱膜剂 | | | |

2. 如何控制膜剂的厚度及均匀性？

## 六、思考题

1. 膜剂常用的成膜材料有哪些？
2. 膜剂制备中应注意哪些问题？
3. 膜剂制备中，如何防止气泡的产生？
4. 膜剂质量检查项目有哪些？

# 实验十三　软膏剂及乳膏剂的制备 ▷▷▷▷

## 一、实验目的

1. 掌握不同类型软膏剂及乳膏剂的制备方法和操作关键。
2. 熟悉药物加入基质中的方法及不同类型基质对药物释放的影响。
3. 了解软膏剂及乳膏剂的质量评定方法。

## 二、实验原理

软膏剂系指原料药物与油脂性或水溶性基质混合制成的均匀的半固体外用制剂。因原料药物在基质中分散状态不同，分为溶液型软膏剂和混悬型软膏剂。溶液型软膏剂为原料药物溶解（或共熔）于基质或基质组分中制成的软膏剂；混悬型软膏剂为原料药物细粉均匀分散于基质中制成的软膏剂。

乳膏剂系指原料药物溶解或分散于乳液型基质中形成的均匀半固体制剂。乳膏剂根据基质不同，可分为水包油型（O/W）乳膏剂和油包水型（W/O）乳膏剂。软膏剂基质可分为油脂性基质和水溶性基质。油脂性基质常用的有凡士林、石蜡、液状石蜡、硅油、蜂蜡、硬脂酸、羊毛脂等；水溶性基质主要有聚乙二醇、羧甲基纤维素钠等。

不同类型的软膏可根据药物和基质的性质、制备量及设备条件的不同而分别采用研合法、熔融法制备。若软膏基质比较软，在常温下通过研磨即能与药物均匀混合，可用研磨法。若软膏基质熔点不同，在常温下不能与药物均匀混合，或药物能在基质中溶解，或药材须用基质加热浸取其有效成分，多采用熔融法。乳化法是制备乳膏剂的专用方法。

眼用软膏剂的基质一般由凡士林、羊毛脂及液状石蜡组成。基质应纯净、无刺激性，并在150℃灭菌1小时，过滤备用。含固体药物时应研成极细粉，并用少量基质或液状石蜡研成细糊状，然后加其余的基质混合制成。制备用具均应灭菌，并在无菌操作柜中进行操作。

## 三、实验器材

### 1. 实验仪器

研钵，烧杯，天平，恒温水浴锅，试管，扩散池，温度计。

### 2. 实验材料

饮片，黄芩苷，冰片，盐酸黄连素，单硬脂酸甘油酯，凡士林，羊毛脂，甘油，硬脂酸，液状石蜡，三乙醇胺，甲基纤维素，蓖麻油，琼脂，尼泊金乙酯，苯甲酸钠等。

## 四、实验内容

### （一）油脂性基质软膏

〔处方〕黄芩苷细粉　　　　0.4g
　　　　凡士林　　　　　　8.7g
　　　　羊毛脂　　　　　　0.9g

〔制法〕称取凡士林，加入羊毛脂，水浴加热熔融后，加入黄芩苷细粉，搅匀，放冷，即得。

### （二）水溶性基质软膏

〔处方〕黄芩苷细粉　　　　0.6g
　　　　甘油　　　　　　　2.0g
　　　　甲基纤维素　　　　0.7g
　　　　苯甲酸钠　　　　　0.01g
　　　　蒸馏水　　　　　　12mL

〔制法〕
1. 将黄芩苷、苯甲酸钠分散于水中（水浴加热，放冷）。
2. 将甲基纤维素与甘油在研钵中研匀。
3. 边研边将药物加入到基质中，研匀即得。

〔注意事项〕甲基纤维素与甘油先行研匀，直接加蒸馏水易成团块而影响分散。

### （三）乳膏剂

〔处方〕黄芩苷细粉　　0.4g　　　　冰片　　　0.02g　　　硬脂酸　1.2g
　　　　单硬脂酸甘油酯　0.40g　　　蓖麻油　　2.0g　　　甘油　　1.0g
　　　　尼泊金乙酯　　0.01g　　　　三乙醇胺　0.15mL　　蒸馏水　5.0mL

〔制法〕
1. 将硬脂酸、单硬脂酸甘油酯、蓖麻油、尼泊金乙酯共置于干燥烧杯内，水浴中加热至50℃～60℃，使全熔。
2. 将甘油、黄芩苷、蒸馏水置另一烧杯中，加热至50℃左右，边搅拌边加入三乙醇胺使黄芩苷完全溶解。
3. 将冰片加入1中溶解。立即将1液逐渐加入2液中，冷却至室温后即成均匀的橙黄色乳膏。

〔注意事项〕油相、水相先分别熔融或溶解后，相同温度下保温，然后再相互混合。

### （四）盐酸黄连素软膏

〔**处方**〕盐酸黄连素         0.5g

        凡士林            8g

        液状石蜡        2mL

〔**制法**〕取盐酸黄连素置研钵中，加少量（约2mL）液状石蜡，研磨至均匀细腻糊状，再分次递加凡士林至全量，研匀即得。

〔**用途**〕抗菌、消炎。用于化脓性皮肤感染。

〔**注意事项**〕盐酸黄连素应与液状石蜡先混合，使成细糊状，以利于与凡士林混合均匀。混合时应采用等量递增法。

### （五）紫草软膏

〔**处方**〕紫草            50g

        当归            15g

        防风            15g

        地黄            15g

        白芷            15g

        乳香            15g

        没药            15g

〔**制法**〕

1. 乳香、没药分别粉碎成细粉，过筛。

2. 其余当归、地黄、白芷、防风4味药酌予碎断。

3. 取食用麻油600g，当归、地黄、白芷、防风4味药同置锅内炸枯，去渣。

4. 将紫草用清水润湿，置锅内炸至油呈紫红色，去渣，滤过。

5. 药油另加蜂蜡适量（每10g麻油加蜂蜡2～4g）熔化，待温度降至60～70℃，加入乳香、没药细粉。搅匀，至冷凝，即得。

〔**用途**〕化腐生肌，解毒止痛。用于热毒蕴结所致的溃疡，症见疮面疼痛、疮色鲜活、脓腐将尽。

〔**注意事项**〕注意控制炸药的油温。

### （六）软膏剂、乳膏剂中药物释放性能考察

**1.琼脂基质的制备**

林格液的配制：取氯化钠0.85g，氯化钙0.048g，氯化钾0.03g，加水至100mL溶解。

取琼脂2g（剪碎），加入林格液内，水浴加热溶解，冷至60℃后加入三氯化铁试液3～5滴，混匀，立即倒入事先预热的四支试管中，装量为距试管口2cm，直立静置凝固，备用。

**2. 软膏释放性能考察**

取三种黄芩苷软膏，分别填装于上述有琼脂基质的试管中（软膏与基质接触紧密），装量相等，置37℃恒温箱内，经一定时间，测定药物向琼脂中渗透的距离（变色区的长度）。将测得数据填入下表，并做曲线，比较3种基质药物释放情况。

**表 13-1  不同基质黄芩苷软膏药物释放性能测定结果**

| | 扩散色区长度（cm） | | | | | | |
| --- | --- | --- | --- | --- | --- | --- | --- |
| | 1h | 2h | 3h | 6h | 9h | 12h | 24h |
| 油脂性 | | | | | | | |
| O/W 性 | | | | | | | |
| 水溶性 | | | | | | | |

## （七）软膏剂、乳膏剂经皮渗透试验

**1. 标准曲线的制备**

精密称取黄芩苷 10.0mg，加少量甲醇溶解后，定量转移至 100mL 容量瓶中，加甲醇摇匀后至刻度，即得 100μg/mL 黄芩苷标准贮备液。取黄芩苷标准贮备液 0.4、0.6、0.8、1.0、1.2、1.4、1.6、1.8、2.0mL，分别置于 10mL 容量瓶中，加甲醇至刻度。配制每毫升含 4、6、8、10、12、14、16、18、20μg 的样品 9 份。在 UV 分光光度计 276nm 处测定吸收度，以浓度 $C$（μg/mL）为横坐标、吸光度 $A$ 为纵坐标制黄芩苷溶液的标准曲线，并计算其回归方程（$A=0.034C+0.0603$，$r=0.9988$）。

**2. 生理盐水的配制**

精密称取氯化钠 4.5g，置于 500mL 容量瓶中，加水稀释至刻度，配制成 0.9% 生理盐水。

**3. 离体小鼠皮肤的制备**

用棉球蘸取少量脱毛剂涂抹于小鼠腹部，稍等片刻后，再用棉球蘸取生理盐水擦洗小鼠腹部，使腹部的毛脱落。小鼠脱毛后继续饲养 24 小时左右。取皮前将小鼠处死，用手术剪剪开脱毛部位的皮肤，用镊子取下，再用棉球蘸取少量生理盐水将取下皮肤内表面的脂肪组织擦洗干净，取下的皮浸泡在生理盐水中备用。脱毛与取皮过程中应保持皮肤的完整，取下的皮肤不得有破损。

**4. 透皮扩散装置的安装**

透皮扩散装置由上下两筒状玻璃对合而成，离体皮肤置于上下两室之间，上室为扩散室，下室为接收室，在接收室底部有一取样管，供取液并补充接收液。透皮扩散装置放于恒温水浴中，内部注满生理盐水，维持温度 37℃，并以多功能搅拌器维持接收室动态环境。

**5. 黄芩苷软膏的透皮实验**

将预处理好的小鼠皮肤固定于上下两室之间，角质层疏水面向扩散室，真皮层面向接收室。称取每种基质的黄芩苷软膏各 3 份，每份 1.0g，使软膏和小鼠皮肤充分接触，接收室中加满生理盐水，记录体积，持续搅拌（转速 300 r/min），分别于 0.5、1、2、3、4、6、8、10、12、24 小时取样。取样时将软胶管插于注射剂针头上，每次取出 5mL 接收液于注射器中，再用 0.8μm 的微孔滤头将注射器中的接收液过滤至试管中。以生理盐水做空白，测定接收液的吸光度，并视情况稀释至适宜的浓度，用黄芩苷标准曲线计算不同时刻黄芩苷软膏的透过量，并做出累积释放曲线图，按不同的模型进行曲线拟合。

也可用微孔滤膜模拟小鼠皮肤做经皮渗透实验，方法同上，只需将小鼠皮肤换成 0.8μm 的微孔滤膜。实验前应将微孔滤膜置于蒸馏水中浸泡一段时间，以增加其柔韧性。

### （八）软膏剂、乳膏剂的质量检查

除另有规定外，软膏剂、乳膏剂应进行以下相应检查。

**1. 粒度**

除另有规定外，混悬型软膏剂、含饮片细粉的软膏剂照下述方法检查，应符合规定。检查法：取供试品适量，置于载玻片上涂成薄层，薄层面积相当于盖玻片面积，共涂 3 片，照粒度和粒度分布测定法（通则 0982 第一法）测定，均不得检出大于 180μm 的粒子。

附通则 0892（第一法显微镜法）：照显微鉴别法（通则 2001）标定目镜测微尺。测定法：取供试品，用力摇匀，黏度较大者可按各品种项下的规定加适量甘油溶液（1～2）稀释，照该剂型或各品种项下的规定，量取供试品，置载玻片上，覆以盖玻片，轻压使颗粒分布均匀，注意防止气泡混入，半固体可直接涂在载玻片上，立即在 50～100 倍显微镜下检视盖玻片全部视野，应无凝聚现象，并不得检出该剂型或各品种项下规定的 5μm 及以上的粒子。然后在 200～500 倍的显微镜下检视该剂型或各品种项下规定的视野内的总粒数及规定大小的粒数，并计算其所占比例（%）。

**2. 装量**

照最低装量检查法（通则 0942）检查，应符合规定。

**3. 无菌**

用于烧伤［除程度较轻的烧伤（Ⅰ°或浅Ⅱ°）外］或严重创伤的软膏剂与乳膏剂，照无菌检查法（通则 1101）检查，应符合规定。

**4. 微生物限度**

除另有规定外，照非无菌产品微生物限度检查：微生物计数法（通则 1105）和控制菌检查法（通则 1106）及非无菌药品微生物限度标准（通则 1107）检查，应符合规定。

### 五、实验结果与讨论

1. 根据药物释放性能考察结果，绘制扩散曲线。
2. 根据经皮渗透实验结果，绘制累计释放曲线。
3. 根据试验结果讨论药物在不同基质中的释放情况。

## 六、思考题

1. 试对实验中制备的乳膏剂进行处方分析。
2. 影响软膏剂中药物透皮吸收的因素主要是什么？
3. 软膏剂的制备方法有哪些？各有何特点？如何选用？

## 实验十四　栓剂的制备 ▷▷▷▷

### 一、实验目的

1. 掌握热熔法制备栓剂的方法与操作要点。
2. 熟悉栓剂基质的分类、置换价的测定方法。
3. 了解栓剂常规质量检查方法。

### 二、实验原理

栓剂系指药物与基质混合制成的专供塞入人体腔道使用的一种固体剂型。栓剂按给药部位的不同，可分为肛门栓和阴道栓，其形状与重量因施用腔道而异。栓剂外形应完整光滑；无刺激性；有适宜的硬度；塞入腔道后，应能融化、软化或溶化，并能与分泌液混合，逐渐释放出药物，产生局部或全身作用。栓剂常用基质有油脂性基质，如可可豆油、半合成脂肪酸酯类等；水溶性基质，如甘油明胶、PEG 等。应根据药物性质及治疗上的要求选用基质类型。

栓剂的制备方法有热熔法与冷压法。热熔法应用广泛，适合各类基质栓剂。热熔法制备栓剂的工艺流程：基质熔化→加药物混匀→注模→冷却→削去溢出部分→脱模→质检→包装。一般情况下，难溶性固体药物应先用适宜方法制成极细粉，再与油性基质混匀。油溶性药物可直接混入已熔化的油脂性基质中，使之溶解，如果加入的药物量过大能降低基质的熔点或使栓剂过软，可加适量石蜡或蜂蜡调节。水溶性药物，如中药浸膏，可直接与已溶化的水溶性基质混合，也可制成干浸膏粉与油脂性基质混合。为使栓剂冷却后易从栓模中脱出，同时保证栓剂外观光滑，栓模中应涂润滑剂。基质不同，选用的润滑剂不同。水溶性、亲水性基质的栓剂，常用液状石蜡、植物油；油脂性基质的栓剂则用肥皂醑（软肥皂、甘油各一份与 90% 乙醇 5 份制成的醇溶液）。

使用同一模具制备的栓剂，容积虽相同，但其重量则因基质与药物相对密度的不同而有差别。为了保证投料的准确性，保证栓剂中药物含量的准确，在使用不同基质时，由于基质的相对密度不同，都需要进行置换价的测定，对于主药含量较大的栓剂，尤具实际意义。

置换价系指药物重量与同体积基质重量的比值。置换值（$f$）的计算公式如下：

$$f = \frac{W}{G-(M-W)}$$

公式中，$G$ 为纯基质栓的平均重量，$M$ 为含药栓的平均重量，$W$ 为含药栓中每粒栓的平均含药量。则制备每粒栓剂所需基质的理论用量（$X$）为：

$$X = G - \frac{W}{f}$$

## 三、实验器材

### 1. 实验仪器
阴道栓模，直肠栓模，天平，融变时限测定仪，恒温水浴锅。

### 2. 实验材料
三黄粉，冰片，半合成脂肪酸酯，甘油，明胶，硬脂酸，碳酸钠，蒸馏水。

## 四、实验内容

### （一）甘油栓

〔**处方**〕
| | |
|---|---|
| 甘油 | 8.0g |
| 硬脂酸 | 0.8g |
| 干燥碳酸钠 | 0.2g |
| 蒸馏水 | 1.0mL |

〔**制法**〕取干燥碳酸钠与蒸馏水置烧杯内，加甘油混合后，置水浴上加热，缓缓加入硬脂酸细粉，边加边搅拌，待泡沸停止、溶液澄明，将此溶液注入涂过润滑剂（液状石蜡）的栓模中，待完全凝固后削去溢出部分。开启栓模，取出，即得。

〔**用途**〕本品为润滑性泻药。

〔**注意事项**〕沸水浴充分皂化。注模之前要涂润滑剂，注模时要溢出为度，待完全冷却后才能将多余部分刮掉。

### （二）三黄栓

〔**处方**〕
| | |
|---|---|
| 三黄粉 | 2g |
| 半合成脂肪酸酯 | 10g |

〔**制法**〕

**1. 利用实验方法计算三黄粉对半合成脂肪酸酯的置换价**

（1）测定空白栓的重量：取半合成脂肪酸酯 10g 置干燥的烧杯中，水浴上加热，搅拌使全部熔融，注入涂过润滑剂（肥皂醑）的栓模中，待完全凝固后削去溢出部分，开启栓模，取出栓剂，称重，其平均值即为空白栓的重量（$G$）。

（2）制备含药栓：取半合成脂肪酸酯 10g 置干燥的烧杯中，水浴上加热至 2/3 基质熔化时停止加热，搅拌使全部熔融，分次加入三黄粉 2g，搅拌均匀，稍冷注入涂过润滑剂（肥皂醑）的栓模中，待完全凝固后削去溢出部分，启模，取出栓剂，称重，其平均值即为含药栓的重量（$M$）。

（3）计算三黄粉对半合成脂肪酸酯的置换价。

**2. 制备标准药栓 10 枚**

每枚标准药栓含三黄粉 0.2g。

（1）根据药物的置换价，计算半合成脂肪酸酯的用量。

已知三黄粉的置换价，测得空白栓的重量，欲制备 10 枚栓剂，实际投料按 12 枚用量计算。

半合成脂肪酸酯用量 $=12 \times (G-W/f)$。

（2）制备标准药栓。

将计算量的半合成脂肪酸酯置干燥的烧杯中，于水浴上加热至近熔化时取下，加入三黄粉，搅拌均匀，稍冷注入已涂过润滑剂的栓模中，迅速冷却凝固，整理，启模，取出，即得。

〔**用途**〕杀菌消炎，收缩痔核，凉血止血。

〔**注意事项**〕注模之前要涂润滑剂，注模时要溢出为度，待完全冷却后才能将多余部分刮掉。

### （三）紫花地丁甘油明胶栓

〔**处方**〕紫花地丁浓缩液　　　6mL
　　　　　甘油　　　　　　　　6g
　　　　　明胶　　　　　　　　6g

〔**制法**〕

**1. 甘油明胶基质的制备**

取明胶 6g，加适量蒸馏水浸泡，去除多余的水，置于已称定重量的容器内，加 6g 甘油，于水浴上加热至明胶溶解，继续蒸发水分至重量为 12g，备用。

**2. 紫花地丁浓缩液的制备**

取紫花地丁 20g，加水煎煮两次，药液浓缩至 1∶3（mL∶g），备用。

**3. 混合制栓**

按处方量，将紫花地丁浓缩液加入甘油明胶基质中，水浴上加热搅匀，倾入已涂有润滑剂的栓模中，冷却，切除多余部分，取出，包装，即得。

〔**用途**〕清热解毒，用于内痔及直肠炎。

〔**注意事项**〕明胶应先充分溶胀再溶解。控制甘油明胶的含水量。

### （四）栓剂的质量检查

**1. 外观**

栓剂外形要完整光滑，色泽一致，并有适宜的硬度，无变形、发霉及变质等。

**2. 重量差异**

取栓剂 10 粒，依法检查，应符合表 14-1 规定。

表 14-1　栓剂的重量差异表

| 平均重量 | 重量差异限度 |
|---|---|
| 1g 以下或 1g | ±10% |
| 1g 以上至 3g | ±7.5% |
| 3g 以上 | ±5% |

### 3. 融变时限

取栓剂三粒，在室温放置 1 小时后，照融变时限检查法（通则 0922）的装置和方法检查。除另有规定外，脂肪性基质的栓剂 3 粒均应在 30 分钟内全部融化或软化或触压时无硬心；水溶性基质的栓剂 3 粒均应在 60 分钟内全部溶解。如有 1 粒不合格，应另取 3 粒复试，均应符合规定。

## 五、实验结果与讨论

1. 各栓剂质量检查结果填入表 14-2。

表 14-2　各栓剂的重量差异表

| 药品 | 性状 | 重量差异 | 融变时限 | 置换价 |
|---|---|---|---|---|
| 甘油栓 | | | | |
| 三黄拴 | | | | |
| 紫花地丁甘油明胶栓 | | | | |

2. 讨论热熔法制备栓剂的注意事项有哪些。
3. 制备紫花地丁甘油明胶栓的注意事项有哪些？

## 六、思考题

1. 何为置换价？置换价在栓剂制备时有何意义？
2. 栓剂基质有哪几类？应如何选用？
3. 栓剂中药物的加入方法有哪些？
4. 栓剂测定融变时限的意义何在？

# 实验十五　微囊的制备 ▷▷▷▷

## 一、实验目的

1. 掌握复凝聚法制备微囊的原理、制备工艺及操作要点。
2. 熟悉微囊的质量要求。
3. 了解微囊的成囊条件、影响因素及其控制方法。

## 二、实验原理

微囊即微型胶囊，指利用天然或合成高分子材料（囊材）将药物（囊心物）包裹而成的 1 ~ 250μm 的微小胶囊。药物制成微囊后，可增加其稳定性，掩盖不良气味，控制和延缓药物的释放，使药物浓集于靶区，提高疗效，降低毒副作用。微囊的制备方法很多，可归纳为物理化学法、化学法及物理机械法等。物理化学法中的单凝聚法和复凝聚法较为常用。

复凝聚法系采用两种具有相反电荷的高分子材料作囊材，将囊心物质分散在囊材的水溶液中，在一定条件下，相反电荷的高分子材料互相交联，溶解度降低，自溶液中凝聚析出成囊的方法。复凝聚法制备微囊的原理：以明胶与阿拉伯胶为例，明胶是两性蛋白质，在水溶液中，当 pH 值低于明胶的等电点时，溶液荷正电；当溶液 pH 值高于明胶等电点时，溶液荷负电。明胶溶液在 pH 值 4.0 左右时，带有最大正电荷。阿拉伯胶主要成分是阿拉伯胶酸，带负电荷。在适当的温度（40 ~ 60℃）、浓度和 pH 值（4.5以下）时，两种电荷互相吸引交联形成络合物，溶解度降低而凝聚成囊；加水稀释，再经甲醛交联固化，即形成固化囊。

微囊的制备工艺流程：药物、囊材→混悬液（或乳浊液）→包囊→固化→洗涤→干燥。

## 三、实验器材

### 1. 实验仪器

磁力搅拌器，显微镜，烧杯，量筒，天平。

### 2. 实验材料

薄荷油（或鱼肝油），明胶（A型），阿拉伯胶，37%甲醛，醋酸，氢氧化钠，硬脂酸镁，蒸馏水等。

## 四、实验内容

### (一) 薄荷油（或鱼肝油）微囊的制备

〔**处方**〕

| | |
|---|---|
| 薄荷油（或鱼肝油） | 1.0g |
| 明胶（A 型） | 2.5g |
| 阿拉伯胶 | 2.5g |
| 37%甲醛 | 3.0mL |
| 10%醋酸 | 适量 |
| 20%氢氧化钠溶液 | 适量 |
| 蒸馏水 | 适量 |

〔**制法**〕

**1. 明胶溶液的制备**

取明胶 2.5g，加蒸馏水适量浸泡溶胀，加蒸馏水至 50mL 搅拌溶解，必要时可微热（60℃）助其溶解，即得。

**2. 薄荷油（或鱼肝油）乳剂的制备**

取阿拉伯胶 2.5g 置于干燥研钵中，加入薄荷油（或鱼肝油）1.0g，加 6mL 蒸馏水用力研磨制成初乳，加入剩余 44mL 蒸馏水，研匀备用。

**3. 微囊的制备**

将薄荷油（或鱼肝油）乳剂转入 500mL 的烧杯中，并置控温 50℃的磁力搅拌器上搅拌。将明胶溶液在搅拌下加入上述乳浊液中，用 10% 醋酸调 pH 值 4.0 左右。取样于显微镜下观察，可见到许多油粒外面有一层薄薄的膜，即已成囊。加入蒸馏水 200mL（温度不低于 30℃），并不断搅拌冷却至 10℃以下，加入 37% 甲醛 3.0mL，搅拌 15 分钟，用 20% 氢氧化钠溶液调 pH 值 8～9，继续搅拌冷却 30 分钟，除去悬浮的泡沫，取样于显微镜下观察，已成固化囊。滤过，用水洗涤至无甲醛味，pH 中性即可。抽滤，加 3% 硬脂酸镁制粒，过 1 号筛，50℃干燥，即得。

〔**注意事项**〕

1. 加入薄荷油（或鱼肝油）后应充分乳化，可采用组织捣碎机、干胶法、湿胶法制备乳剂。

2. 明胶要充分溶胀分散于水中，直至充分溶解。采用 10% 醋酸溶液调节 pH 时，应将溶液搅拌均匀，控制溶液的 pH 值为 3.8～4.0。

3. 实验过程中，注意控制药液温度。

### (二) 薄荷油（或鱼肝油）微囊的质量检查

**1. 性状**

取少量微囊混悬液置于载玻片上，光学显微镜下观察微囊形态，囊形应为大小均匀的球形或卵圆形，不粘连，分散性好。

**2. 粒径**

采用激光粒度仪测定粒径，根据粒径数据得出粒径平均值及分布图形。同时算出跨距（span），跨距愈小，分布愈窄。

$$跨距 = (D_{0.9} - D_{0.1})/D_{0.5}$$

式中 $D_{0.9}$、$D_{0.1}$、$D_{0.5}$ 分别表示在粒径累积分布图中相对应于累积频率 10%、50%、90% 处的粒径。

## 五、实验结果与讨论

1. 通过显微镜观察，绘制薄荷油（或鱼肝油）乳剂、凝聚囊及微囊固化后的形态图，分析其不同之处。

2. 讨论微囊制备过程中的现象与问题。

## 六、思考题

1. 试述药物微囊化的目的、制备微囊的方法及其各自适用的范围。

2. 复凝聚法制备微囊时各步操作的目的及要点分别有哪些？

# 实验十六　脂质体的制备 ▷▷▷▷

## 一、实验目的

1. 掌握注入法、薄膜分散法制备脂质体的工艺。
2. 掌握用阳离子交换树脂法测定小檗碱脂质体包封率的方法。
3. 熟悉脂质体形成的原理及其作用特点。

## 二、实验原理

脂质体是指药物包封于类脂双分子层形成的薄膜中所制成的超微型球状的药物载体。根据类脂双分子层层数的不同，脂质体可分为单室脂质体（含大、小单室）和多室脂质体。制备脂质体的材料主要有磷脂和胆固醇。磷脂有天然磷脂（豆磷脂、卵磷脂等）和合成磷脂（二棕榈酰磷脂酰胆碱、二硬脂酰磷脂酰胆碱等）。胆固醇为两亲性物质，是常用的附加剂，与磷脂混合使用可制备稳定的脂质体。其作用是调节双分子层的流动性，降低脂质体膜的通透性。其他附加剂如十八胺、磷脂酸等，可改变脂质体表面电荷的性质。

脂质体的制法有多种，应根据药物的性质或实际需要进行选择。经典的薄膜分散法可形成多室脂质体，再经超声处理可得到小单室脂质体。注入法有乙醚注入法和乙醇注入法两种，乙醚注入法是将磷脂、胆固醇和脂溶性药物及抗氧剂等溶于适量的乙醚中，在搅拌下慢慢滴于 55 ～ 65℃水性介质中，蒸去乙醚，继续搅拌 1 ～ 2 小时，即可形成脂质体；此法适于实验室小量制备脂质体。乙醇注入法制备脂质体，脂质体混悬液一般可保留 10% ～ 20% 乙醇；此法适用于不耐热的药物。反相蒸发法是制备多层脂质体或大单室脂质体的方法，此法包封率较高。冷冻干燥法适用于水中不稳定药物脂质体的制备。熔融法制备的脂质体为多相脂质体，其性质稳定，可加热灭菌。

包封率是评价脂质体内在质量的一个重要指标，常见的包封率测定方法有分子筛法、超速离心法、超滤膜法和阳离子交换树脂法等。影响脂质体包封率的因素包括磷脂质的种类、组成比例、制备方法及介质的离子强度等。阳离子交换树脂法是利用离子交换作用，将带正电荷的未包进脂质体中的药物（即游离药物）吸附除去。而包封于脂质体中的药物，由于脂质体带负电荷，不被阳离子交换树脂吸附，从而达到分离的目的，用以测定包封率。

$$包封率\% = \frac{C_总 - C_{游离}}{C_总} \times 100$$

其中，$C_总$为脂质体混悬液中总的药物浓度；$C_{游离}$为未包入脂质体中的药物浓度。

## 三、实验器材

### 1. 实验仪器

天平，磁力搅拌器，旋转薄膜蒸发器，显微镜，烧杯。

### 2. 实验材料

盐酸小檗碱，豆磷脂，胆固醇，无水乙醇，乙醚，磷酸氢二钠，磷酸二氢钠，柠檬酸钠，柠檬酸，碳酸氢钠，蒸馏水。

## 四、实验内容

### （一）盐酸小檗碱脂质体的制备——被动载药法

〔处方〕

| | |
|---|---|
| 盐酸小檗碱溶液（1mg/mL） | 25mL |
| 豆磷脂 | 0.75g |
| 胆固醇 | 0.25g |
| 乙醚 | 35mL |

〔制法〕

**1. 磷酸缓冲液（PBS）的配制**

称取磷酸氢二钠 3.7g 与磷酸二氢钠 20g，加蒸馏水适量，加热溶解，稀释成 1000mL，即得 0.067mol/mL 的磷酸缓冲液（pH 值 5.7）。

**2. 盐酸小檗碱溶液的配制**

称取盐酸小檗碱适量，用 0.067mol/mL 磷酸缓冲液配成 1mg/mL 的溶液。

**3. 被动载药制备脂质体**

称取处方量的豆磷脂、胆固醇置 150mL 的烧杯中，加入乙醚 35mL，在磁力搅拌器上搅拌溶解；加盐酸小檗碱溶液 25mL，继续搅拌，乳化，直至乙醚挥尽成为黄色的乳状液，即为小檗碱脂质体。

本品在显微镜下观察，为多层囊状或多层圆球。

〔用途〕抗菌消炎。

〔注意事项〕实验过程中禁止用火。

### （二）盐酸小檗碱脂质体的制备——主动载药法

〔处方〕

| | |
|---|---|
| 盐酸小檗碱溶液（3mg/mL） | 10mL |
| 豆磷脂 | 0.9g |
| 胆固醇 | 0.3g |
| 无水乙醇 | 20mL |
| 柠檬酸缓冲液 | 10mL |

　　碳酸氢钠溶液　　　　　　　　　　　　　10mL

〔制法〕

**1. 溶液的配制**

（1）柠檬酸缓冲液　称取柠檬酸 10.5g 和柠檬酸钠 7g 置于 1000mL 量瓶中，加水溶解并稀释至 1000mL，混匀，即得。

（2）碳酸氢钠溶液　称取碳酸氢钠 50g，置于 1000mL 量瓶中，加水溶解并稀释至 1000mL，混匀，即得。

**2. 空白脂质体的制备**

　　称取处方量的豆磷脂、胆固醇，加入无水乙醇 20mL，置于 65 ～ 70℃水浴中，搅拌使溶解，于旋转蒸发仪上旋转，使磷脂的乙醇液在壁上成膜，减压除去乙醇。加入同温的柠檬酸缓冲液 30mL，65 ～ 70℃水浴中水化 10 ～ 20 分钟，取出脂质体于烧杯中，置于磁力搅拌器上，室温下搅拌 30 ～ 60 分钟，如溶液体积减小，可补加水至 30mL，混匀，即得。

**3. 主动载药制备脂质体**

　　精密量取空白脂质体 4.0mL、药液 2.0mL、碳酸氢钠溶液 1.0mL，在振摇下加入 10mL 西林瓶中，混匀，盖塞，70℃水浴中保温 20 分钟（定时振摇），随后立即用冰水浴降至室温（定时振摇），即得。

〔用途〕抗菌消炎。

〔注意事项〕加药顺序不能颠倒，加液时随加随摇，确保混合均匀，保证体系中各部位的梯度一致。

## （三）脂质体的质量检查

**1. 形态**

本品为多层囊状或多层圆球，大部分粒径在 0.7 ～ 1.2μm 之间。

**2. 包封率的测定**

（1）阳离子交换树脂分离柱的制备　称取已处理好的阳离子交换树脂约 1.5g，装于底部已垫有少量玻璃棉的 5mL 注射器筒中，加入缓冲液水化阳离子交换树脂，自然滴尽缓冲液，即得。

（2）柱分离度的考察

①空白脂质体制备：称取豆磷脂 0.9g、胆固醇 0.3g 于小烧杯中，加乙醚 10mL，搅拌使溶解，旋转该小烧杯使乙醚在杯壁成膜，用洗耳球吹风，将乙醚挥去。另取磷酸盐缓冲液 30mL 于小烧杯中，置磁力搅拌器上，加热至 55 ～ 65℃保温 10 分钟，再在同样温度下，搅拌 30 ～ 60 分钟（溶液体积少，补加缓冲液），即得。

②盐酸小檗碱与空白脂质体混合液的制备：精密量取 3mg/mL 的盐酸小檗碱溶液 0.1mL，置小试管中，加入 0.2mL 空白脂质体，混匀，即得。

③对照品溶液的制备：取②中混合液 0.1mL 置 10mL 量瓶中，加入 60% 乙醇 6mL，

振摇使之溶解，再加缓冲液至刻度，摇匀，得对照品溶液。

④样品溶液的制备：取②中混合液 0.1mL 加至分离柱顶部，待顶部的液体消失后，放置 5 分钟，仔细加入缓冲液（注意不能将柱顶部离子交换树脂冲散，进行洗脱约需 2mL PBS），同时收集洗脱液于 10mL 量瓶中，加入 95% 乙醇 6mL 振摇使之溶解，再加缓冲液至刻度，摇匀、过滤，弃去初滤液，取续滤液为样品溶液。

⑤空白溶剂的配制：取 95% 乙醇 30mL，置 50mL 量瓶中，加缓冲液至刻度，摇匀，即得。

⑥吸收度的测定：以空白溶剂为对照，在 345nm 波长处分别测定样品溶液与对照品溶液的吸收度。计算柱分离度，分离度要求大于 0.95。

$$柱分离度 = 1 - \frac{A_{样}}{A_{对} \times 2.5}$$

式中，$A_{样}$ 为样品溶液的吸收度；$A_{对}$ 为对照品溶液的吸收度；2.5 为对照品溶液的稀释倍数。

（3）包封率的测定　精密称取盐酸小檗碱脂质体 0.1mL 两份，一份置 10mL 量瓶中，按"柱分离度考察"项下②进行操作；另一份置于分离柱顶部，按"柱分离度考察"项下③进行操作，所得溶液于 345nm 波长处测定吸收度，按下式计算包封率。

$$包封率（\%） = \frac{A_{L}}{A_{r}} \times 100\%$$

式中，$A_{L}$ 为通过分离柱后收集脂质体中盐酸小檗碱的吸收度；$A_{r}$ 为盐酸小檗碱脂质体中总的药物吸收度。

## 五、实验结果与讨论

1. 各脂质体质量检查结果填入表 16-1。

表 16-1　各脂质体质量检查结果

| | 形态 | 平均粒径（nm） | 包封率（%） |
|---|---|---|---|
| 空白脂质体 | | | - |
| 盐酸小檗碱被动载药脂质体 | | | |
| 盐酸小檗碱主动载药脂质体 | | | |

2. 讨论被动载药法与主动载药法制备盐酸小檗碱脂质体的优劣及原因。

## 六、思考题

1. 影响脂质体中药物包封率的因素有哪些？
2. 影响脂质体形成的因素有哪些？

3. 抗癌药物制成脂质体制剂有何意义?

4. 注入法制备脂质体成败的关键是什么?

5. 制备脂质体时加入胆固醇的目的是什么?

6. 脂质体的结构有何特点?

# 实验十七　固体制剂的溶出度测定 ▷▷▷▷

## 一、实验目的

1. 掌握固体制剂（片剂、丸剂、胶囊剂）溶出度的测定原理、方法与数据处理。
2. 熟悉溶出度测定的意义、溶出度测定仪的使用方法。

## 二、实验原理

溶出度系指在规定介质中药物从片剂或胶囊剂等固体制剂中溶出的速度和程度。崩解（或溶散）无法反映崩解后微细颗粒的再分解和溶解过程。当溶解过程为影响吸收的主要限速过程时，崩解（或溶散）时限往往不能作为判断药物制剂吸收的指标。固体制剂的溶出度测定法是一种较简单的体外试验法，对于主要成分不易从制剂中释放、久贮后变为难溶物、在消化液中溶解缓慢、与其他成分共存易发生化学变化的药物，以及治疗剂量与中毒剂量接近的药物，均应做溶出度检查。凡检查溶出度的制剂，不再进行崩解（或溶散）时限检查。

溶出度的测定原理为 Noyes–Whitney 方程：$dc/dt = ks (C_s - C_t)$，式中 $dc/dt$ 为溶出速度，$k$ 为溶出速度常数，$s$ 为固体药物表面积，$C_s$ 为药物的饱和浓度，$C_t$ 为 $t$ 时溶液的药物浓度。实验中，溶出介质的量必须远远超过使药物饱和所需的量。一般至少为药物饱和时介质用量的 5～10 倍。现行《中国药典》溶出度测定方法有篮法、桨法、小杯法、桨碟法、转筒法等。并对装置的结构和要求做了具体的规定。通常以固体制剂中主药溶出一定量所需时间或规定时间内主药溶出百分数作为制剂质量评价指标。

## 三、实验器材

### 1. 实验仪器

溶出度测定仪，紫外分光光度计，分析天平，10mL 容量瓶，1mL 移液管，0.8μm 微孔滤膜等。

### 2. 实验材料

牛黄解毒片，对乙酰氨基酚片，盐酸，氢氧化钠，蒸馏水等。

## 四、实验内容

### （一）牛黄解毒片中黄芩苷溶出度的测定

**1. 对照 $E$ 值的测定**

取牛黄解毒片样品 10 片，精密称定，计算平均片重 $\overline{W}$，将称定的药片研细，再精密称取相当于 $\overline{W}$ 的量，置 1000mL 容量瓶中，加入人工胃液至足量，摇匀，置 37℃水浴中，浸渍 24 小时，不时振摇，取样，滤过，照紫外 – 可见分光光度法（通则 0401），在 276nm 波长处测定吸收度 $E$ 值。

**2. 样品 $E_i$ 的测定**

取人工胃液 1000mL，加热至 37℃，置溶出杯中，调节转篮转速为 100r/min，将精密称定重量（$W_1$）的药片一片置于转篮内，以溶出介质接触药片时为零时刻开始计时，然后每 10 分钟取样一次，取样位置固定在转篮上端液面中间、距离溶出杯内壁 1cm 处，每次取样 10mL（立即补充 10mL 同温溶出介质），将样品液过滤，照紫外 – 可见分光光度法（通则 0401），在 276nm 波长处测定吸收度 $E_i$ 值。

〔用途〕清热解毒。用于火热内盛，咽喉肿痛，牙龈肿痛，口舌生疮，目赤肿痛。

〔注意事项〕每次取样后要及时补充等温等量的释放介质。

### （二）对乙酰氨基酚片溶出度的测定

取本品 6 片，照溶出度与释放度测定法（通则 0931 第一法），以稀盐酸 24mL 加水至 1000mL 为溶出介质，转速为 100r/min，依法操作，经 30 分钟时，取溶液滤过，精密量取续滤液适量，用 0.04% 氢氧化钠溶液稀释成每 1mL 中含对乙酰氨基酚 5～10μg 的溶液，照分光光度法（通则 0401），在 257nm 的波长处测定吸光度，按 $C_8H_9NO_2$ 的吸收系数（$E_{i\,1cm}^{1\%}$）为 715 计算每片的溶出量。

〔用途〕解热镇痛。

## 五、实验结果与讨论

1. 牛黄解毒片的溶出度测定结果填入表 17-1。

**表 17-1　牛黄解毒片溶出度测定结果**

| 取样时间（min） | 0 | 10 | 20 | 30 | 40 | 50 | 60 | 70 | 80 | 90 | 100 |
|---|---|---|---|---|---|---|---|---|---|---|---|
| 吸收度 | | | | | | | | | | | |
| 累积溶出（%） | | | | | | | | | | | |

$$累积溶出（\%）= \frac{\overline{W} \times E_i}{W_1 \times E} \times 100$$

2. 用普通坐标纸绘制溶出曲线。

以累积溶出百分比对溶出时间逐一描点，并拟合一平滑曲线，通过累积溶出百分比

50% 处引一条与 $t$ 轴平行的直线，与溶出曲线相交于 A，过 A 点向 $t$ 轴引垂线交于 $t_1$，此 $t_1$ 即为 $t_{50}$，此值可供方差分析用。

3. 对乙酰氨基酚片的溶出度测定结果填入表 17-2。

**表 17-2 对乙酰氨基酚片溶出度测定结果**

| 取样时间（min） | 30 |
| --- | --- |
| 吸收度 | |
| 累积溶出（%） | |

## 六、思考题

1. 固体制剂进行体外溶出度测定的意义？哪些药物应进行溶出度测定？
2. 影响溶出度测定结果的因素有哪些？

# 实验十八　缓释制剂的制备及释放度试验 ▷▷▷▷

## 一、实验目的

1. 掌握骨架型缓释片的设计原理和制备工艺。
2. 掌握缓释制剂释放度的测定方法。

## 二、实验原理

缓释制剂系指口服药物在规定溶剂（水、酸性介质、缓冲液等）中按要求缓慢地非恒速释放，且每日用药次数与相应普通制剂比较至少减少一次或用药的间隔时间有所延长的制剂。缓释制剂按剂型分有片剂、颗粒剂、小丸剂、混悬剂、胶囊剂、膜剂、栓剂、植入剂等，其中，片剂又分为骨架片、膜控片、胃内漂浮片、生物黏附片等。骨架型缓释片制备工艺相对简单，目前研究最多。骨架片是药物和一种或多种骨架材料及其他辅料，通过制片工艺而成型的片状固体制剂。使用不同的骨架材料或采用不同的工艺制成的骨架片，可以不同的释药机制延长作用时间、减少服用次数、降低刺激性或副作用，以及提高生物利用度。骨架可呈多孔型或无孔型。多孔型骨架片，药物通过微孔道扩散而释放，服从 Higuchi 方程，个别也可达零级释放；影响释放的主要因素是药物的溶解度、骨架孔隙率、孔径及孔的曲率，一般适用于水溶性药物。无孔型骨架片的释药是外层表面的溶蚀－分散－溶出过程，扩散不是释药的主要途径，这类制剂可通过改变骨架材料用量或采用多种混合骨架材料等来调节释药速率；其释药过程服从一级或近一级动力学过程，少数可调节至零级过程。

常用的骨架材料有：不溶性骨架材料，如乙基纤维素、聚乙烯、聚丙烯、聚硅氧烷、乙烯－醋酸乙烯共聚物和聚甲基丙烯酸甲酯等；生物溶蚀性骨架材料，如硬脂酸、巴西棕榈蜡、单硬脂酸甘油酯和十八烷醇等；亲水凝胶骨架材料，如天然胶（海藻酸钠、琼脂、西黄蓍胶等）、纤维素衍生物（甲基纤维素、羟乙基纤维素、羟丙甲纤维素等）、非纤维素多糖（壳多糖、半乳糖、甘露聚糖等），以及乙烯聚合物和丙烯酸树脂（聚乙烯醇和聚羧乙烯等）。骨架片的制备可采用直接压片、湿法制粒压片、干法制粒压片等方法。

释放度系指口服药物在规定溶剂中由缓释制剂、控释制剂或肠溶制剂释放的速度和程度，检查释放度的制剂不再进行溶出度或崩解时限的检查。释放度的测定可用于制剂处方工艺的筛选，亦用于控制片剂的质量，确保片剂以适宜的速度释药进而确保其疗效。释放度的测定方法照溶出度测定法项下进行，释放介质为人工胃液和人工肠液，有时也可用水或其他介质。一般采用三个时间取样，在规定时间、规定取样点，吸取溶液适量，滤过，测定，并计算释放量。

## 三、实验器材

### 1. 实验仪器

研钵，天平，搪瓷盘，制粒筛（16 目），不锈钢丝筛（80 目、40 目），烘箱，单冲压片机，浅凹冲头（9.5mm），硬度计，溶出仪，量筒，微孔滤膜滤器（0.8μm），容量瓶（500mL、10mL）等。

### 2. 实验材料

布洛芬，羟丙甲纤维素（HPMC，K15），乳糖，滑石粉，乙醇（90%）等。

## 四、实验内容

### （一）布洛芬缓释片的制备

〔**处方**〕布洛芬　　　　　30g

　　　　HPMC　　　　　　3.0g

　　　　乳糖　　　　　　　1.8g

　　　　90% 乙醇　　　　　适量

　　　　滑石粉　　　　　　0.2g

　　　　　　　　　　　　共制 100 片

〔**制法**〕取布洛芬、HPMC、乳糖，粉碎，分别过 80 目筛。按处方称取上述原辅料，在研钵中混合，过 40 目筛混合三次，加 90% 乙醇适量制成适宜软材，过 16 目筛制湿颗粒，50 ～ 60℃干燥（约 1 小时），16 目筛整粒，加入滑石粉混匀，压片。每片含主药量为 300mg，硬度控制在 60 ～ 80N。

### （二）布洛芬缓释片的释放度试验

取本品，照释放度测定法（通则第一法转篮法）进行。以磷酸盐缓冲液（pH 值 7.2）900mL 为溶出介质，转速为 100r/min，依法操作，在 1、2、3、4、5、6、7 小时分别取溶液 10mL，立即经 0.8μm 微孔滤膜滤过，并即时在操作容器中补充磷酸盐缓冲液（pH 值 7.2）10mL。分别精密量取滤液各 1mL，置于 10mL 容量瓶中，加磷酸盐缓冲液（pH 值 7.2）至刻度，摇匀，照紫外 – 可见分光光度法（通则 0401），于 222nm 波长处分别测定吸收度。按吸收系数（$E_{1cm}^{1\%}$）为 449 计算释放度。

## 五、实验结果与讨论

### 1. 释放度的计算及释放曲线绘制

根据吸收系数，计算各取样时间的药物释放量，并按标示量计算各取样时间的累积释放百分率。

表 18-1　布洛芬缓释片释放度数据处理

| 时间（h） | 吸收度（A） | 累积释放百分率 | 待释放百分率 | lg（待释放百分率） |
| --- | --- | --- | --- | --- |
| 1 | | | | |
| 2 | | | | |
| 3 | | | | |
| 4 | | | | |
| 5 | | | | |
| 6 | | | | |
| 7 | | | | |

待释放百分率（%）=100- 累积释放百分率（%）

2. 以累积释放百分率对时间作图，得释放曲线。以待释放百分率的对数对时间作图，考察所得曲线是否近似呈直线，若该曲线呈直线，则表明缓释片的释药呈现一级速率过程。对释放曲线进行一级、零级、Higuchi 方程拟合。

## 六、思考题

1. 在布洛芬缓释片处方中，HPMC、乳糖的作用各是什么？

2. 缓控释制剂释放度的测定要求是什么？缓控释制剂进行体外释放度检查的意义是什么？

# 实验十九　　稳定性试验 ▷▷▷▷

## 一、实验目的

1. 掌握制剂稳定性考核的项目和考核方法。
2. 掌握恒温加速试验法预测药物有效期的方法。
3. 熟悉影响制剂稳定性的因素与稳定性方法。

## 二、实验原理

安全、有效、稳定是药物制剂的基本要求。药剂的稳定性系指药物制剂在生产、运输、贮藏直至临床应用前的一系列过程中质量变化的速度和程度。药物分解变质，不仅使疗效降低，甚至产生毒副作用，故药物制剂的稳定性对制剂的安全、有效非常重要。

药物的稳定性包括物理稳定性、化学稳定性、生物学稳定性等。化学稳定性主要表现为药物降解反应，水解和氧化是药物降解的主要途径。研究表明，在一定温度下，药物降解多为一级或伪一级反应。以 $C_0$ 表示反应开始时（$t=0$）药物的浓度，一级反应的速度方程为：

$$\lg C = -\frac{k}{2.303}t + \lg C_0$$

式中 $k$ 为药物的反应速度常数。由上述公式可知，以 $\lg C$ 对 $t$ 作图呈直线关系，其斜率为 $-k/2.303$，截矩为 $\lg C_0$，由斜率即可求出该温度下的降解速度常数 $k$。常将药物在室温（25℃）下降解 10% 所需的时间（$t_{0.9}$）作为有效期，若药物降解为一级动力学过程，$t_{0.9}$ 的计算公式为：

$$t_{0.9} = \frac{0.1054}{K}$$

稳定性试验方法主要有影响因素法、长期试验法（留样观察法）、加速试验法、经典恒温法等。影响因素法一般常用于原料药、制剂处方组成和工艺设计，而对制剂有效期的预测多采用长期试验法和加速试验法，经典恒温法不能用于新药研究，只用于溶液型制剂的科学研究、有效期预测等。

经典恒温加速试验法的理论依据是 Arrhenius 指数方程，反应速度常数 $k$ 和绝对温度 $T$ 之间的关系，可用下列公式表示：

$$k = Ae^{-Ea/(RT)} \text{ 或 } \lg k = -\frac{E_a}{2.303R} \cdot \frac{1}{T} + \lg A$$

式中 $A$ 为频率因子；$E_a$ 为活化能；$R$ 为气体常数。

由公式可知，以 $\lg k$ 对 $\dfrac{1}{T}$ 作图呈直线，由线性方程可求出室温（25℃）或任何温度下的反应速度常数和贮存期。

经典恒温法的实验步骤：设计实验方法，进行实验；取样测定药物浓度，确定反应级数；计算各实验温度的 $K$ 值；计算室温（20℃或25℃）的 $K$ 值；计算有效期。加速实验一般至少 4 个温度，每个温度做 4 次以上的取样分析。

## 三、实验器材

### （一）青霉素稳定性试验

**1. 实验仪器**

超级恒温水浴，5mL 移液管 6 支，滴定管 2 支（酸性、碱性各一支），碘量瓶 4 个，10mL 移液管 1 支，500mL 容量瓶 4 个，2000mL 容量瓶 1 个。

**2. 实验材料**

青霉素 G 钠盐、柠檬酸、磷酸氢二钠、硫代硫酸钠、碘、淀粉指示液、盐酸、氢氧化钠、醋酸缓冲液（pH 值 4.5）等。

### （二）维生素 C 注射剂稳定性试验

**1. 实验仪器**

超级恒温水浴，酸式滴定管（25mL），锥形瓶（50 ~ 250mL）等。

**2. 实验原料**

维生素 C 注射液（2mL：0.25g），0.1mol/L 碘液，丙酮，稀醋酸，淀粉指示液等。

## 四、实验内容

### （一）青霉素稳定性试验

1. 取青霉素 G 钠盐 1.6g 精密称定，置于 2000mL 容量瓶中，用 pH 值 4.0 的缓冲溶液（柠檬酸、磷酸氢二钠缓冲溶液）定容。置于 4 个 500mL 容量瓶中，分别于 50℃、45℃、40℃、35℃恒温水浴中水解，立即用 5mL 移液管吸出溶液两份，每份 5mL，分别置于两个碘量瓶中，同时记录取样时间，以后分别按 15、20、30、60 分钟为时间间隔，定时取样，立即冷却，测定一定时间后剩余的青霉素 G 钠盐的浓度。或取青霉素 G 钠盐 70 ~ 80mg 精密称定，置 100mL 容量瓶中，用 pH 值 4.0 的缓冲溶液（柠檬酸、磷酸氢二钠缓冲溶液）定容，将此容量瓶置于恒温水浴中水解，取样测定，操作同上。

附枸橼酸 – 磷酸氢二钠缓冲液（pH 值 4.0）的配制：取枸橼酸 21g 或无水枸橼酸 19.2g，加水使溶解成 1000mL，置冰箱内保存（甲液）。取磷酸氢二钠 71.63g，加水使溶解成 1000mL（乙液）。取上述甲液 61.45mL 与乙液 38.55mL 混合，摇匀，即得。

2.剩余青霉素 G 钠盐浓度的测定：用 5mL 移液管定量吸取 5mL 样品溶液各两份，置洁净的碘量瓶中备用。

（1）1 份加入 NaOH 溶液（1M）5mL 放置 15 分钟，加入盐酸溶液（1M）5mL（中和过量的 NaOH），加入醋酸缓冲液（pH 值 4.5）10mL 摇匀，加入碘液 10mL，暗处放置 15 分钟（待碘反应完全，且碘又不因遇光而氧化），加入淀粉指示剂 5～6 滴，立即用硫代硫酸钠溶液回滴剩余的碘，至溶液蓝色消失，记录所用硫代硫酸钠溶液的体积，记录为 $b$。

（2）另一份则直接加入醋酸缓冲液（pH 值 4.5）10mL 摇匀，加入碘液 10mL，暗处放置 15 分钟（待碘反应完全，且碘又不因遇光而氧化），加入淀粉指示剂 5～6 滴，立即用硫代硫酸钠回滴剩余的碘，至溶液蓝色消失，记录所用硫代硫酸钠溶液的体积，记录为 $a$。

（3）由 $a-b$ 求得实际消耗碘的量，以 $\lg(a-b)$ 对时间回归或作图，求得不同温度下的 $k$ 值。

3.数据记录

（1）数据表　见表 19-1。

表 19-1

| 时间 | 耗碘量 | 45℃/15min | 40℃/20min | 35℃/30min | 30℃/60min |
|---|---|---|---|---|---|
| $T_1$ | $v_0 (a-b)$ | | | | |
| $T_2$ | $v_1$ | 15 | 20 | 30 | 60 |
| $T_3$ | $v_2$ | 30 | 40 | 60 | 120 |
| $T_4$ | $v_3$ | 45 | 60 | 90 | 180 |
| $T_5$ | $v_4$ | 60 | 80 | 120 | 240 |

（2）数据处理　以 $\lg(a-b)$ 对时间回归或作图，由直线的斜率求得不同温度下的 $k$ 值。以 $\lg k$ 对 $1/T$ 作图，由 $\lg k = -E/2.303T + \lg A$ 得一直线，在直线上求出室温 25℃对应的 $k$ 值。由一级反应 $t_{0.9} = 0.1054/k$，计算出青霉素 G 钠盐的有效期。

〔注意事项〕

1.青霉素稳定性试验设计原理：青霉素 G 钠盐在水中迅速水解破坏，残余未破坏的青霉素 G 钠盐可用碘量法测定，即先用氢氧化钠溶液（1M）处理，再经酸化生成青霉噻唑酸，然后用碘液定量氧化，过量的碘用硫代硫酸钠标准溶液回滴（淀粉作指示剂）。取样品置恒温水浴中，加速水解。每隔一定时间取样测定一次。随着水解的进行，残余青霉素 G 钠盐量逐渐减少，碘液消耗量也逐渐减少，这样取得一系列数据。若此反应属于一级反应，即以消耗碘液的量的对数值对时间作图，得一直线，由直线斜率求得反应速度常数 $k$ 值；以 $\lg k$ 对 $1/T$ 作图，由 $\lg k = -E/2.303T + \lg A$ 得一直线，在直线上求出室温 25℃对应的 $k$ 值。由一级反应 $t_{0.9} = 0.1054/k$，计算出青霉素 G 钠盐的有效期。

2.经典恒温法常采用 4 个温度进行加速试验，各温度的加热间隔时间点一般应取 5

个。间隔时间的确定，应以各次消耗的碘液体积有明显差别为宜。

## （二）维生素 C 注射剂稳定性试验

### 1. 加速试验

将同一批号的维生素 C 注射液样品（2mL：0.25g）分别置四个不同温度（如 70℃、80℃、90℃和 100℃）的恒温水浴中，间隔一定时间（如 70℃为间隔 24 小时，80℃为间隔 12 小时，90℃为间隔 6 小时，100℃为间隔 3 小时）取样，每个温度的间隔取样次数均为 5 次。样品取出后，立即冷却或置冰箱保存，然后分别测定样品中的维生素 C 含量。

### 2. 维生素 C 含量测定方法

精密量取维生素 C 注射液 1mL，置 150mL 锥形瓶中，加蒸馏水 15mL 与丙酮 2mL，摇匀，放置 5 分钟，加稀醋酸 4mL 与淀粉指示液 1mL，用碘液（0.1mol/L）滴定，至溶液显蓝色并持续 30 秒不褪。每 1mL 碘液（0.1mol/L）相当于 8.806mg 的维生素 C（$C_6H_5O_6$）。

### 3. 数据记录

（1）数据表　见表 19-2。

**表 19-2**

| 时间 | 耗碘量 | 100℃/3h | 90℃/6h | 80℃/12h | 70℃/24h |
|------|--------|---------|--------|---------|---------|
| $T_1$ | $v_0$（$a-b$） | | | | |
| $T_2$ | $v_1$ | 3 | 6 | 12 | 24 |
| $T_3$ | $v_2$ | 6 | 12 | 24 | 48 |
| $T_4$ | $v_3$ | 9 | 18 | 36 | < 72 |
| $T_5$ | $v_4$ | 12 | 24 | 48 | < 96 |

〔注意事项〕

1. 维生素 C 注射剂稳定性试验设计原理：维生素 C 分子结构中，在羰基毗邻的位置上有两个烯醇基，很容易被氧化。在有氧条件下，先氧化成去氢维生素 C，然后水解为 2，3- 二酮古罗酸糖，此化合物进一步氧化为草酸与 L- 丁糖酸。（维生素 C 的氧化降解反应已由试验证明为一级反应，维生素 C 的含量测定采用碘量法，利用维生素 C 的还原性和碘液的氧化性，它们可以发生定量反应。测定维生素 C 含量时，加丙酮的作用是因为维生素 C 注射液中加有亚硫酸氢钠等抗氧剂，其还原性比烯二醇基更强，因此要消耗碘；加丙酮就可避免发生这一作用，因为丙酮能与亚硫酸氢钠起反应。加稀醋酸的作用是维生素 C 分子中的烯二醇基具有还原性，能被碘定量地氧化成二酮基，在碱性条件下更有利于反应的进行，但维生素 C 还原性很强，在空气中极易被氧化，特别在碱性时，所以，加适量醋酸保持一定的酸性，以减少维生素 C 受碘以外其他氧化剂的影响。

2. 实验中所用维生素 C 注射液的批号全部相同。按规定间隔时间加热、取出后，应立即测定维生素 C 含量，否则应置冰箱保存，以免含量发生变化。

3.测定维生素 C 含量时，所用碘液的浓度应前后一致（宜用同一瓶的碘液），否则误差较大。因各次测定所用的是同一碘液，故碘液的浓度不必精确标定，注射液维生素 C 含量亦可不必计算，只比较各次消耗的碘液量即可。一般将零时样品（即未经加热的维生素 C 注射液）消耗的碘液量作为 100% 相对浓度，其他各时间消耗的碘液毫升数与它比较，从而得出各时间的 $C_相\%$。

## 五、实验结果与讨论

1.青霉素稳定性试验结果　见表 19-3。

表 19-3　青霉素稳定性试验结果

| | 回归方程 | $K$ |
|---|---|---|
| $T_1$ | | |
| $T_2$ | | |
| $T_3$ | | |
| $T_4$ | | |
| $T_{25℃}$ -------------------------------- | | $T_{0.9}$ |

2.维生素 C 注射剂稳定性实验结果　见表 19-4。

表 19-4　维生素 C 注射剂稳定性实验结果

| | 回归方程 | $K$ |
|---|---|---|
| $T_1$ | | |
| $T_2$ | | |
| $T_3$ | | |
| $T_4$ | | |
| $T_{25℃}$ -------------------------------- | | $T_{0.9}$ |

## 六、思考题

1.经典恒温加速试验法预测药物有效期的理论依据是什么？具体的实验步骤是什么？

2.从制剂稳定性角度考虑，青霉素 G 钠盐在临床应用中应注意些什么？

# 实验二十　设计性试验 ▷▷▷▷

## 一、实验目的

1. 考查学生独立查阅文献的能力，以及根据药物性质和治疗需要，选择剂型、剂量和辅料等的能力。

2. 培养学生利用学过的相关知识分析、解决问题的能力，独立完成制剂的处方设计、制备工艺及质量检查方法的选择与综合性研究。

## 二、实验原理

颗粒剂（granules）系指原料药物与适宜的辅料混合制成具有一定粒度的干燥颗粒状制剂。可分为可溶颗粒（通称为颗粒）、混悬颗粒、泡腾颗粒、肠溶颗粒、缓释颗粒和控释颗粒等。除另有规定外，中药饮片应按各品种项下规定的方法进行提取、纯化、浓缩成规定的清膏，采用适宜的方法干燥并粉碎成细粉，加适量辅料（不超过干膏量的2倍）或饮片细粉，混匀并制成颗粒；也可将清膏加适量辅料（不超过清膏量的5倍）或饮片细粉，混匀并制成颗粒。凡属挥发性原料药物或遇热不稳定的药物在制备过程应注意控制适宜的温度条件，凡遇光不稳定的原料药物应遮光操作。挥发油应均匀喷入干燥颗粒中，密闭至规定时间或用包合等技术处理后加入。为了防潮、掩盖原料药物的不良气味等需要，也可对颗粒进行包薄膜衣。颗粒剂应干燥，颗粒均匀，色泽一致，无吸潮、软化、结块、潮解等现象，微生物限度应符合要求。

胶囊剂（capsules）系指将药物直接分装于硬质空胶囊或软质胶囊中的固体制剂。分为硬胶囊剂、软胶囊剂（胶丸）、肠溶胶囊剂和速释、缓释与控释胶囊剂。硬胶囊质量应整洁，不得有黏结、变形或破裂现象，并应无异臭；内容物应干燥、疏松、混合均匀；装量差异、崩解时间及硬胶囊剂的水分含量必须符合《中国药典》的有关规定。处方中药物的处理方法：①若药物剂量小，可直接粉碎成细粉，过6号筛；②药物剂量大，可将部分或全部中药提取制成稠膏或干浸膏，再将剩余的中药粉碎成细粉与之混合、干燥、研细、混匀；③处方中结晶性及提纯物则应研成细粉与他药混合均匀填充。

片剂（tablets）系指原料药物或与适宜的辅料制成的圆形或异形的片状固体制剂。中药还有浸膏片、半浸膏片和全粉片等。片剂在生产与贮藏期间应符合下列规定：原料药物与辅料应混合均匀；凡属挥发性或对光、热不稳定的原料药物，在制片过程中应采取遮光、避热等适宜方法，以避免成分损失或失效；压片前的物料、颗粒或半成品应控制水分，以适应制片工艺的需要，防止片剂在贮存期间发霉、变质；根据依从性需要，片剂中可加入矫味剂、芳香剂和着色剂等；为增加稳定性、掩盖原料药物不良臭味、改善片剂外观等，可对制成的药片包糖衣或薄膜衣；对一些遇胃液易破坏、刺激胃黏膜或需要在肠道内释放的口服药片，可包肠溶衣；片剂外观应完整光洁，色泽均匀，有适宜的硬度和耐磨性，以免包装、运输过程中发生磨损或破碎；除另有规定外，非包衣片应符合片剂脆碎度检查法（通则 0923）的要求；微生物限度应符合要求。

滴丸剂（dripping pills）系指原料药物与适宜的基质加热熔融混匀，滴入不相混溶、互不作用的冷凝介质中制成的球形或类球形制剂。滴丸基质包括水溶性基质和非水溶性基质，常用的有聚乙二醇类（如聚乙二醇 6000、聚乙二醇 4000 等）、泊洛沙姆、硬脂酸聚烃氧（40）酯、明胶、硬脂酸、单硬脂酸甘油酯、氢化植物油等。滴丸冷凝介质必须安全无害，且与原料药物不发生作用。常用的冷凝介质有液状石蜡、植物油、甲基硅油和水等。根据原料药物的性质与使用、贮藏的要求，供口服的滴丸可包糖衣或薄膜衣。除另有规定外，丸剂外观应圆整，大小、色泽应均匀，无粘连现象；滴丸表面应无冷凝介质黏附；含量均匀度、微生物限度应符合要求。

**1. 中药复方（一）**

某中药制剂由葛根 24g、黄芩 9g、黄连 9g、甘草 6g 组成。具有解肌、清热、止泻止痢的功效，对泄泻痢疾疗效显著。方中葛根含有大豆苷、大豆苷元、葛根素等黄酮类化合物及氨基酸、香豆素类等。黄芩主要含黄芩苷、黄芩素等黄酮类化合物。黄连主要含小檗碱、黄连碱、甲基黄连碱、巴马亭、药根碱等生物碱。甘草含甘草酸、甘草次酸等成分。

**2. 中药复方（二）**

某中药制剂由金银花 15g、黄芩 15g、连翘 30g 组成。具有疏风解表、清热解毒的功效；用于外感风热所致的感冒，症见发热、咳嗽、咽痛。方中金银花主要含有绿原酸，黄芩主要含黄芩苷、黄芩素等黄酮类化合物，连翘主要含有连翘苷等成分。

## 三、实验器材

### 1. 实验仪器

电陶炉，烘箱，粉碎机，制粒筛，胶囊填充机，压片机，制粒机，滴丸机，硬度计，脆碎度仪，崩解时限仪，天平。

### 2. 实验材料

葛根，黄芩，黄连，炙甘草，金银花，连翘。

## 四、实验内容

中药颗粒剂、胶囊剂、片剂、滴丸设计：

1. 实验方案设计：

（1）制备工艺优选方案设计：包括提取、精制、干燥、成型工艺。

（2）质量标准研究方案设计。

2. 实验方案讨论修订：学生将所设计的实验方案制成 ppt，对方案的科学性、可行性进行阐述，同学对设计方案进行讨论，充分论证，指导教师进行评述并最终形成指导方案，供学生参考。

3.以小组为单位进行实验。

## 五、实验结果与讨论

1.提交制备工艺研究报告。
2.质量标准草案及质量标准起草说明。
3.成品。
4.原始记录。

## 六、思考题

1.剂型选择的依据是什么？
2.设计制备工艺应注意哪些问题？
3.所设计的实验内容、制备方法和工艺有何创新点？

# 《中国药典》凡例

## 总　则

一、《中华人民共和国药典》简称《中国药典》，依据《中华人民共和国药品管理法》组织制定和颁布实施。《中国药典》一经颁布实施，其同品种的上版标准或其原国家标准即同时停止使用。

《中国药典》由一部、二部、三部、四部及其增补本组成。一部收载中药，二部收载化学药品，三部收载生物制品，四部收载通则和药用辅料。除特别注明版次外，《中国药典》均指现行版《中国药典》。

本部为《中国药典》一部。

二、国家药品标准由凡例与正文及其引用的通则共同构成。药典收载的凡例与通则对未载入本版药典但经国务院药品监督管理部门颁布的其他中药标准具同等效力。

三、凡例是正确使用《中国药典》进行药品质量检定的基本原则，是对《中国药典》正文、通则及与质量检定有关的共性问题的统一规定。

四、凡例和通则中采用"除另有规定外"这一用语，表示存在与凡例或通则有关规定不一致的情况时，则在正文中另作规定，并按此规定执行。

五、正文中引用的药品系指本版药典收载的品种，其质量应符合相应的规定。

六、正文所设各项规定是针对符合《药品生产质量管理规范》（Good Manufacturing Practices，GMP）的产品而言。任何违反 GMP 或有未经批准添加物质所生产的药品，即使符合《中国药典》或按照《中国药典》没有检出其添加物质或相关杂质，亦不能认为其符合规定。

七、《中国药典》的英文名称为 Pharmacopoeia of The People's Republic of China；英文简称为 Chinese Pharmacopoeia；英文缩写为 ChP。

## 正　文

八、《中国药典》各品种项下收载的内容统称为标准正文，正文系根据药物自身的理化与生物学特性，按照批准的来源、处方、制法和贮藏、运输等条件所制定的、用以检测药品质量是否达到用药要求并衡量其质量是否稳定均一的技术规定。

九、正文项下根据品种和剂型不同，按顺序可分别列有：①品名；②来源；③处方；④制法；⑤性状；⑥鉴别；⑦检查；⑧浸出物；⑨特征图谱或指纹图谱；⑩含量测定；⑪炮制；⑫性味与归经；⑬功能与主治；⑭用法与用量；⑮注意；⑯规格；⑰贮藏；⑱制剂；⑲附注等。

## 通 则

十、通则主要收载制剂通则、通用检测方法和指导原则。制剂通则系按照药物剂型分类，针对剂型特点所规定的基本技术要求；通用检测方法系各正文品种进行相同检查项目的检测时所应采用的统一的设备、程序、方法及限度等；指导原则系为执行药典、考察药品质量、起草与复核药品标准等所制定的指导性规定。

## 名称及编排

十一、药材和饮片名称包括中文名、汉语拼音及拉丁名，其中药材和饮片拉丁名排序为属名或属名＋种加词在先，药用部位在后；植物油脂和提取物、成方制剂和单味制剂名称不设拉丁名。

十二、正文中未列饮片和炮制项的，其名称与药材名相同，该正文同为药材和饮片标准；正文中饮片炮制项为净制、切制的，其饮片名称或相关项目亦与药材相同。

十三、正文分为药材和饮片、植物油脂和提取物、成方制剂和单味制剂三部分。

饮片系指药材经过炮制后可直接用于中医临床或制剂生产使用的处方药品。

饮片除需要单列者外，一般并列于药材的正文中，先列药材的项目，后列饮片的项目，中间用"饮片"分开，与药材相同的内容只列出项目名称，其要求用"同药材"表述；不同于药材的内容逐项列出，并规定相应的指标。上述编排系为减少正文篇幅，药材和饮片仍应作为两个独立的品种。

植物油脂和提取物系指从植、动物中制得的挥发油、油脂、有效部位和有效成分。其中，提取物包括以水或醇为溶剂经提取制成的流浸膏、浸膏或干浸膏、含有一类或数类有效成分的有效部位和含量达到 90% 以上的单一有效成分。

十四、正文的三个部分分别按中文名笔画顺序排列，同笔画数的字按起笔笔形一丨丿、一的顺序排列；单列的饮片排在相应药材的后面；制剂中同一正文项下凡因规格不同而致内容不同需单列者，在其名称后加括号注明；附录（包括制剂通则、通用检测方法和指导原则）按分类编码。索引分别按中文索引、汉语拼音索引、拉丁名索引和拉丁学名索引顺序排列。

## 项目与要求

十五、单列饮片的标准，来源项一般描述为"本品为 ×× 的加工炮制品"，并增加〔制法〕项，收载相应的炮制工艺，其余同药材和饮片标准。

十六、药材和饮片的质量标准，一般按干品制定，需用鲜品的，另制定鲜品的质量控制指标，并规定鲜品的用法与用量。

十七、药材原植（动）物的科名、植（动）物名、拉丁学名、药用部位（矿物药注明类、族、矿石名或岩石名、主要成分）及采收季节和产地加工等，均属药材的来源范畴。

药材原植物的科名、拉丁学名的主要参照依据为《Flora of Chirm》和《中国高等植物》等。

药用部位一般系指已除去非药用部分的商品药材。采收（采挖等）和产地加工系对药用部位而言。

十八、药材产地加工及炮制规定的干燥方法如下：①烘干、晒干、阴干均可的，用"干燥"；②不宜用较高温度烘干的，则用"晒干"或"低温干燥"（一般不超过60℃）；③烘干、晒干均不适宜的，用"阴干"或"晾干"；④少数药材需要短时间干燥，则用"暴晒"或"及时干燥"。

制剂中的干燥方法一般用"干燥"或"低温干燥"，采用特殊干燥方法的，在具体品种项下注明。

十九、同一名称有多种来源的药材，其性状有明显区别的均分别描述。先重点描述一种，其他仅分述其区别点。

分写品种的名称，一般采用习用的药材名。没有习用名称者，采用植（动）物中文名。

二十、〔制法〕项不等同于生产工艺，主要记载规定工艺中的主要步骤和必要的技术参数，一般应明确提取溶剂的名称和提取、分离、浓缩、干燥等步骤及必要的条件。

二十一、〔性状〕项下记载药品的外观、质地、断面、臭、味、溶解度及物理常数等，在一定程度上反映药品的质量特性。

（1）外观是对药品的色泽外表感官的描述。

（2）溶解度是药品的一种物理性质。各品种项下选用的部分溶剂及其在该溶剂中的溶解性能，可供精制或制备溶液时参考。对在特定溶剂中的溶解性能需作质量控制时，在该品种〔检查〕项下作具体规定。

药品的近似溶解度以下列名词术语表示：

极易溶解　系指溶质1g（mL）能在溶剂不到1mL中溶解；

易溶　　　系指溶质1g（mL）能在溶剂1～不到10mL中溶解；

溶解　　　系指溶质1g（mL）能在溶剂10～不到30mL中溶解；

略溶　　　系指溶质1g（mL）能在溶剂30～不到100mL中溶解；

微溶　　　系指溶质1g（mL）能在溶剂100～不到1000mL中溶解；

极微溶解　系指溶质1g（mL）能在溶剂1000～不到10 000mL中溶解；

几乎不溶或不溶　系指溶质1g（mL）在溶剂10 000mL中不能完全溶解。

试验法：除另有规定外，称取研成细粉的供试品或量取液体供试品，置于25℃±2℃一定容量的溶剂中，每隔5分钟强力振摇30秒钟；观察30分钟内的溶解情况，如无目视可见的溶质颗粒或液滴时，即视为完全溶解。

（3）物理常数包括相对密度、馏程、熔点、凝点、比旋度、折光率、黏度、吸收系数、碘值、皂化值和酸值等；其测定结果不仅对药品具有鉴别意义，也可反映药品的纯度，是评价药品质量的主要指标之一。

二十二、〔鉴别〕项下包括经验鉴别、显微鉴别和理化鉴别。显微鉴别中的横切面、表面观及粉末鉴别，均指经过一定方法制备后在显微镜下观察的特征。理化鉴别包括物理、化学、光谱、色谱等鉴别方法。

二十三、〔检查〕项下规定的项目要求系指药品或在加工、生产和贮藏过程中可能含有并需要控制的物质或其限度指标，包括安全性、有效性、均一性与纯度等方面要求。

各类制剂，除另有规定外，均应符合各制剂通则项下有关的各项规定。制剂通则中的"单剂量包装"系指按规定一次服用的包装剂量。各品种〔用法与用量〕项下规定服用范围者，不超过一次服用最高剂量包装者也应按"单剂量包装"检查。

二十四、本版药典所收载品种正文中涉及的用于计算两个图谱相似程度的计算机软件系国家药典委员会制订的《中药色谱指纹图谱相似度评价系统》。

二十五、〔性味与归经〕项下的规定，一般是按中医理论和经验对该饮片性能的概括。其中对"有大毒"、"有毒"、"有小毒"的表述，系沿用历代本草的记载，此项内容作为临床用药的警示性参考。

二十六、〔功能与主治〕项下的规定，一般是按中医或民族医学的理论和临床用药经验对饮片所作的概括性描述；天然药物以适应证形式表述。此项内容作为临床用药的指导。

二十七、饮片的〔用法与用量〕，除另有规定外，用法系指水煎内服；用量系指成人一日常用剂量，必要时可根据需要酌情增减。

二十八、〔注意〕系指主要的禁忌和不良反应。属中医一般常规禁忌者从略。

二十九、〔贮藏〕项下的规定，系对药品贮藏与保管的基本要求，除矿物药应置干燥洁净处不作具体规定外，一般以下列名词术语表示：

遮光　系指用不透光的容器包装，例如棕色容器或黑色包装材料包裹的无色透明、半透明容器；

避光　系指避免日光直射；

密闭　系指将容器密闭，以防止尘土及异物进入；

密封　系指将容器密封，以防止风化、吸潮、挥发或异物进入；

熔封或严封　系指将容器熔封或用适宜的材料严封，以防止空气与水分的侵入并防止污染；

阴凉处　系指不超过20℃；

凉暗处　系指避光并不超过20℃；

冷处　系指2～10℃；

常温　系指10～30℃。

除另有规定外，〔贮藏〕项未规定贮存温度的一般系指常温。

三十、制剂中使用的饮片和辅料，均应符合本版药典的规定；本版药典未收载的药材和饮片，应符合国务院药品监督管理部门或省、自治区、直辖市的有关规定；本版药典未收载的制剂用辅料，必须制定符合药用要求的标准，并需经国务院药品监督管理部门批准。

三十一、制剂处方中的药味，均指饮片，需经炒、蒸、煮等或加辅料炮炙的，处方中用炮制品名；同一饮片炮炙方法含两种以上的，采用在饮片名称后加注"（制）"来表述。某些毒性较大或必须注明生用者，在名称前，加注"生"字，以免误用。

三十二、除另有规定外，凡饮片均照本版药典规定的相应方法炮制；制剂中使用的饮片规格，应符合相应品种实际工艺的要求。本版药典规定的各饮片规格，系指临床配方使用的饮片规格。制剂处方中规定的药量，系指正文〔制法〕项规定的切碎、破碎或粉碎后的药量。

三十三、涉及国家秘密技术的，处方和制法从略；或只写出部分药味，不注明药量；或写出处方药味和简要制法，不注明药量。

## 检验方法和限度

三十四、本版药典正文收载的所有品种，均应按规定的方法进行检验，如采用其他方法，应将该方法与规定的方法做比较试验，根据试验结果掌握使用，但在仲裁时仍以本版药典规定的方法为准。

三十五、采用本版药典收载的方法，应对方法的适用性进行确认。

三十六、本版药典中规定的各种纯度和限度数值以及制剂的重（装）量差异，系包括上限和下限两个数值本身及中间数值。规定的这些数值不论是百分数还是绝对数字，其最后一位数字都是有效位。

试验结果在运算过程中，可比规定的有效数字多保留一位数，而后根据有效数字的修约规定进舍至规定有效位。计算所得的最后数值或测定读数值均可按修约规则进舍至规定的有效位，取此数值与标准中规定的限度数值比较，以判断是否符合规定的限度。

三十七、药材和饮片、植物油脂和提取物的含量（％）均按重量计。成方制剂与单味药制剂的含量，除另有规定外，一般按每一计量单位（1片、1丸、1袋、1mL等）的重量计；单一成分制剂如规定上限为100％以上时，系指用本版药典规定的分析方法测定时可能达到的数值，它为药典规定的限度或允许偏差，并非真实含量；如未规定上限时，系指不超过101.0％。

制剂的含量限度范围，是根据该药味含量的多少、测定方法、生产过程和贮存期间可能产生的偏差或变化而制定的，生产中应按处方量或成分标示量的100％投料。

## 对照品、对照药材、对照提取物、标准品

三十八、对照品、对照药材、对照提取物、标准品系指用于鉴别、检查、含量测定的标准物质。对照品应按其使用说明书上规定的方法处理后按标示含量使用。

对照品与标准品的建立或变更批号，应与国际对照品、国际标准品或原批号对照品、标准品进行对比，并经过协作标定和一定的工作程序进行技术审定。

对照品、对照药材、对照提取物和标准品均应附有使用说明书，标明批号、用途、使用期限、贮存条件和装量等。

# 计 量

三十九、试验用的计量仪器均应符合国务院质量技术监督部门的规定。

四十、本版药典采用的计量单位

（1）法定计量单位名称和符号如下：

长度　米（m）　分米（dm）　厘米（cm）　毫米（mm）　微米（μm）　纳米（nm）

体积　升（L）　毫升（mL）　微升（μL）

质（重）量　千克（kg）　克（g）　毫克（mg）　微克（μg）　纳克（ng）　皮克（pg）

物质的量　摩尔（mol）　毫摩尔（mmol）

压力　兆帕（MPa）　千帕（kPa）　帕（Pa）

温度　摄氏度（℃）

动力黏度　帕秒（Pa·s）　毫帕秒（mPa·s）

运动黏度　平方米每秒（$m^2/s$）　平方毫米每秒（$mm^2/s$）

波数　厘米的倒数（$cm^{-1}$）

密度　千克每立方米（$kg/m^3$）　克每立方厘米（$g/cm^3$）

放射性活度　吉贝可（GBq）　兆贝可（MBq）　千贝可（kBq）　贝可（Bq）

（2）本版药典使用的滴定液和试液的浓度，以 mol/L（摩尔/升）表示者，其浓度要求需精密标定的滴定液用"XXX滴定液（YYYmol/L）"表示；作其他用途不需精密标定其浓度时用"YYYmol/L XXX溶液"表示，以示区别。

（3）温度描述，一般以下列名词术语表示：

水浴温度　除另有规定外，均指 98～100℃

热水　系指 70～80℃

微温或温水系指 40～50℃：

室温（常温）系指 10～30℃

冷水　系指 2～10℃

冰浴　系指约 0℃

放冷　系指放冷至室温

（4）符号"%"表示百分比，系指重量的比例；但溶液的百分比，除另有规定外，系指溶液 100mL 中含有溶质若干克；乙醇的百分比，系指在 20℃时容量的比例。此外，根据需要可采用下列符号：

%（g/g）表示溶液 100g 中含有溶质若干克；

%（mL/mL）表示溶液 100mL 中含有溶质若干毫升；

表示溶液 100g 中含有溶质若干毫升；

%（g/mL）表示溶液 100mL 中含有溶质若干克；

（5）缩写"ppm"表示百万分比，系指重量或体积的比例。

（6）缩写"ppb"表示十亿分比，系指重量或体积的比例。

（7）液体的滴，系指在 20℃时，以 1.0mL 水为 20 滴进行换算。

（8）溶液后标示的"（1→10）"等符号，系指固体溶质 1.0g 或液体溶质 1.0mL 加溶剂使成 10mL 的溶液；未指明用何种溶剂时，均系指水溶液；两种或两种以上液体的混合物，名称间用半字线隔开，其后括号内所示的"："符号，系指各液体混合时的体积（重量）比例。

（9）本版药典所用药筛，选用国家标准的 R40/3 系列，分等如下：

| 筛号 | 筛孔内径（平均值） | 目号 |
|------|------------------|------|
| 一号筛 | 2000μm ± 70μm | 10 目 |
| 二号筛 | 850μm ± 29μm | 24 目 |
| 三号筛 | 355μm ± 13μm | 50 目 |
| 四号筛 | 250μm ± 9.9μm | 65 目 |
| 五号筛 | 180μm ± 7.6μm | 80 目 |
| 六号筛 | 150μm ± 6.6μm | 100 目 |
| 七号筛 | 125μm ± 5.8μm | 120 目 |
| 八号筛 | 90μm ± 4.6μm | 150 目 |
| 九号筛 | 75μm ± 4.1μm | 200 目 |

粉末分等如下：

| | |
|---|---|
| 最粗粉 | 指能全部通过一号筛，但混有能通过三号筛不超过 20% 的粉末； |
| 粗粉 | 指能全部通过二号筛，但混有能通过四号筛不超过 40% 的粉末； |
| 中粉 | 指能全部通过四号筛，但混有能通过五号筛不超过 60% 的粉末； |
| 细粉 | 指能全部通过五号筛，并含能通过六号筛不少于 95% 的粉末； |
| 最细粉 | 指能全部通过六号筛，并含能通过七号筛不少于 95% 的粉末； |
| 极细粉 | 指能全部通过八号筛，并含能通过九号筛不少于 95% 的粉末。 |

（10）乙醇未指明浓度时，均系指 95%（mL/mL）的乙醇。

四十一、计算分子量以及换算因子等使用的原子量均按最新国际原子量表推荐的原子量。

## 精确度

四十二、本版药典规定取样量的准确度和试验精密度。

（1）试验中供试品与试药等"称重"或"量取"的量，均以阿拉伯数码表示，其精确度可根据数值的有效数位来确定，如称取"0.1g"系指称取重量可为 0.06 ～ 0.14g；称取"2g"。系指称取重量可为 1.5 ～ 2.5g；称取"2.0g"系指称取重量可为 1.95 ～ 2.05g；称取"2.00g"，系指称取重量可为 1.995 ～ 2.005g。

"精密称定"系指称取重量应准确至所取重量的千分之一；"称定"系指称取重量应准确至所取重量的百分之一；"精密量取"系指量取体积的准确度应符合国家标准中对该体积移液管的精密度要求；"量取"系指可用量筒或按照量取体积的有效数位选用量具。取用量为"约"若干时，系指取用量不得超过规定量的 ±10%。

（2）恒重，除另有规定外，系指供试品连续两次干燥或炽灼后称重的差异在 0.3mg

以下的重量；干燥至恒重的第二次及以后各次称重均应在规定条件下继续干燥1小时后进行；炽灼至恒重的第二次称重应在继续炽灼30分钟后进行。

（3）试验中规定"按干燥品（或无水物，或无溶剂）计算"时，除另有规定外，应取未经干燥（或未去水，或未去溶剂）的供试品进行试验，并将计算中的取用量按〔检查〕项下测得的干燥失重（或水分，或溶剂）扣除。

（4）试验中的"空白试验"，系指在不加供试品或以等量溶剂替代供试液的情况下，按同法操作所得的结果；〔含量测定〕中的"并将滴定的结果用空白试验校正"，系指按供试品所耗滴定液的量（mL）与空白试验中所耗滴定液的量（mL）之差进行计算。

（5）试验时的温度，未注明者，系指在室温下进行；温度高低对试验结果有显著影响者，除另有规定外，应以25℃±2℃为准。

## 试药、试液、指示剂

四十三、试验用的试药，除另有规定外，均应根据通则试药项下的规定，选用不同等级并符合国家标准或国务院有关行政主管部门规定的试剂标准。试液、缓冲液、指示剂与指示液、滴定液等，均应符合通则的规定或按照通则的规定制备。

四十四、试验用水，除另有规定外，均系指纯化水。酸碱度检查所用的水。均系指新沸并放冷至室温的水。

四十五、酸碱性试验时，如未指明用何种指示剂，均系指石蕊试纸。

## 动物试验

四十六、动物试验所使用的动物应为健康动物，其管理应按国务院有关行政主管部门颁布的规定执行。

动物品系、年龄、性别、体重等应符合药品检定要求。

## 说明书、包装、标签

四十七、药品说明书应符合《中华人民共和国药品管理法》及国务院药品监督管理部门对说明书的规定。

四十八、直接接触药品的包装材料和容器应符合国务院药品监督管理部门的有关规定，均应无毒、洁净，与内容药品应不发生化学反应，并不得影响内容药品的质量。

四十九、药品标签应符合《中华人民共和国药品管理法》及国务院药品监督管理部门对包装标签的规定，不同包装标签其内容应根据上述规定印制，并应尽可能多地包含药品信息。

五十、麻醉药品、精神药品、医疗用毒性药品、放射性药品、外用药品和非处方药品的说明书和包装标签，必须印有规定的标识。

# 主要参考书目

1. 张兆旺．中药药剂学实验．北京：中国中医药出版社，2007
2. 韩丽．药剂学实验．北京：中国医药科技出版社，2014
3. 李范珠，李永吉．中药药剂学．第 2 版．北京：人民卫生出版社，2016
4. 杨明．中药药剂学．第 3 版．北京：中国中医药出版社，2012